Schriftenreihe

Band 65

INA

Intensivmedizin
Notfallmedizin
Anästhesiologie

Herausgeber
Peter Lawin, Volker von Loewenich,
Hans-Peter Schuster, Horst Stoeckel
und Volker Zumtobel

Georg Thieme Verlag Stuttgart · New York

Pädiatrische Intensivmedizin IX

13. Symposium der Deutsch-Österreichischen
Gesellschaft für Neonatologie
und Pädiatrische Intensivmedizin in Basel

Herausgegeben von Per-Walter Nars

31 Abbildungen, 59 Tabellen

1988
Georg Thieme Verlag Stuttgart · New York

CIP-Titelaufnahme der Deutschen Bibliothek

Pädiatrische Intensivmedizin IX / ...Symposium... – Stuttgart ;
New York : Thieme
   Bd. 1 mit Erscheinungsort Stuttgart
   ISSN 0721-5371
13. Symposium der Deutsch-Österreichischen Gesellschaft
für Neonatologie und Pädiatrische Intensivmedizin – 1988
(Schriftenreihe Intensivmedizin, Notfallmedizin, Anästhesiologie;
Bd. 65)
NE: Deutsch-Österreichische Gesellschaft für Neonatologie und
Pädiatrische Intensivmedizin; GT

Wichtiger Hinweis: Medizin als Wissenschaft ist ständig im Fluß. Forschung und klinische Erfahrung erweitern unsere Kenntnisse, insbesondere was Behandlung und medikamentöse Therapie anbelangt. Soweit in diesem Werk eine Dosierung oder eine Applikation erwähnt wird, darf der Leser zwar darauf vertrauen, daß Autoren, Herausgeber und Verlag größte Mühe darauf verwandt haben, daß diese Angabe genau dem **Wissensstand bei Fertigstellung des Werkes** entspricht. Dennoch ist jeder Benutzer aufgefordert, die Beipackzettel der verwendeten Präparate zu prüfen, um in eigener Verantwortung festzustellen, ob die dort gegebene Empfehlung für Dosierungen oder die Beachtung von Kontraindikationen gegenüber der Angabe in diesem Buch abweicht. Das gilt besonders bei selten verwendeten oder neu auf den Markt gebrachten Präparaten und bei denjenigen, die vom Bundesgesundheitsamt (BGA) in ihrer Anwendbarkeit eingeschränkt worden sind. Benutzer außerhalb der Bundesrepublik Deutschland müssen sich nach den Vorschriften der für sie zuständigen Behörde richten.

© 1988 Georg Thieme Verlag, Rüdigerstraße 14, D-7000 Stuttgart 30
Printed in Germany
Druck: Gulde-Druck, Tübingen

ISBN 3-13-718101-1
ISSN 0342-4448   1 2 3 4 5 6

Herausgeber der Schriftenreihe

Lawin, P., Prof. Dr. Dr. h.c.
Direktor der Klinik für Anästhesiologie und operative Intensivmedizin der
Universität Münster
Albert-Schweitzer-Straße 33, 4400 Münster

von Loewenich, V., Prof. Dr.
Leiter der Abteilung für Neonatologie am Zentrum der Kinderheilkunde der
Universität Frankfurt
Theodor-Stern-Kai 7, 6000 Frankfurt/Main 70

Schuster, H.-P., Prof. Dr.
Medizinische Klinik I, Städtisches Krankenhaus Hildesheim
Weinberg 1, 3200 Hildesheim

Stoeckel, H., Prof. Dr.
Direktor des Instituts für Anästhesiologie der Universität Bonn
Sigmund-Freud-Straße 55, 5300 Bonn 1, Venusberg

Zumtobel, V., Prof. Dr.
Direktor der Chirurgischen Klinik des St.-Josef-Hospitals, Universitätsklinik
Gudrunstraße 56, 4630 Bochum 1

Bandherausgeber

Nars, P.-W., Prof. Dr.
Kinderspital, Römergasse 8, CH–4058 Basel

VI

Anschriften

Arnold, D.
Univ.-Kinderklinik am Klinikum Mannheim,
Theodor-Kutzer-Ufer, D-6800 Mannheim

Bernert, G.
Kinderklinik der Stadt Wien-Glanzing, Glanzinggasse 37, A-1190 Wien

Bernsau, U.
II. Kinderklinik KZV Augsburg, Stenglinstraße, D-8900 Augsburg

Bode, M.
Univ.-Kinderklinik Freiburg i.b., Mathildenstraße 1, D-7800 Freiburg i.B.

Bohli, Maya
IPS Kinderspital Bern, Freiburgstraße, CH-3010 Bern

Bucher, H.U.
Neonatologieabteilung, Univ.-Spital, CH-8091 Zürich

Galaske, R.G.
Med. Hochschule Hannover, Kinderklinik, Konstanty-Gutschow-Straße 8,
D-3000 Hannover 61

Groneck, P.
Städt. Kinderkrankenhaus, Amsterdamer Straße 59, D-5000 Köln

Haffner, B.
Univ.-Kinderklinik, Anichstraße 35, A-6020 Innsbruck

Kontokollias, J.S.
Zentr. Anästhesieabt. des Landkreises Uelzen, Waldstraße 2, D-3110 Uelzen

Kowalewski, Sabina
Univ.-Kinderklinik, Adenauerallee 19, D-5300 Bonn 1

Kuttnig, M.
Univ.-Kinderklinik Graz, Auenbruggerplatz, A-8036 Graz

Lang, O.
Kinderklinik der TUM, Kölner Platz 1, D-8000 München 40

Linderkamp, O.
Univ.-Kinderklinik Heidelberg, Im Neuenheimer Feld 150, D-6900 Heidelberg

v. Loewenich, V.
Klinikum der Joh.-Wolfg.-Goethe-Universität, Theodor-Stern-Kai 7,
D-6000 Frankfurt 70

Micheli, J.L.
CHUV, Neonatologieabteilung, CH-1000 Lausanne

Moulin, D.
Pediatric Intensive Care, Univ. of Louvain, Medical School, Cliniques St. Luc,
Av. Hippocrate 10, B-1200 Brüssel

Offner, Gisela
Kinderklinik der Med. Hochschule, Konstanty-Gutschow-Straße 8,
D-3000 Hannover 61

Peltner, U.
Kinderklinik der Med. Hochschule, Konstanty-Gutschow-Straße 8,
D–3000 Hannover 61

Pfenninger, J.
Inselspital, Kinderklinik, Freiburgstraße, CH–3010 Bern

Pohlandt, F.
Univ.-Kinderklinik, Prittwitzstraße 43, D–7900 Ulm

Rascher, W.
Univ.-Kinderklinik, Im Neuenheimer Feld 366, D–6900 Heidelberg

Rudin, C.
Kinderspital Basel, Römergasse 8, CH–4058 Basel

Rutishauser, M.
Kinderspital Basel, Römergasse 8, CH–4058 Basel

Seitz, R.
Univ.-Kinderklinik, Martinistraße 52, D–2000 Hamburg

Signer, E.
Kinderspital Basel, Römergasse 8, CH–4058 Basel

Schober, P.H.
Univ.-Kinderklinik für Kinderchirurgie, Heinrichstraße 31, A–8010 Graz

Schroeder, H.
Univ.-Kinderklinik, Schwanenweg 20, D–2300 Kiel

Trittenwein, G.
Päd. Intensivstation, Corvinusring 3–5, A–2700 Wiener-Neustadt

Veltel, Christa
Univ.-Kinderklinik Freiburg i.B., Mathildenstraße 1, D–7800 Freiburg i.B.

Wessel, A.
Univ.-Kinderklinik, Schwanenweg 20, D–2300 Kiel

Winkler, P.
Univ.-Kinderklinik, Martinistraße 53, D–2000 Hamburg

Zobel, G.
Univ.-Kinderklinik Graz, Auenbruggerplatz, A–8036 Graz

VORWORT

In diesem Band werden die wichtigsten Vorträge des 13. Symposiums über pädiatrische Intensivmedizin, das am 3. und 4. April in Basel stattfand, veröffentlicht.

Der Kongress zählte 1100 Besucher, über die Hälfte davon waren Krankenschwestern. Dies zeigt, dass unser Bemühen, die Themen möglichst praxisnah zu wählen, ein gutes Echo gefunden hat.

Zum ersten Hauptthema:

Die Transplantation im Kindesalter ist heute keine Utopie mehr. Immermehr schwerkranken Kindern kann durch eine solche Operation Linderung geboten und die Chance zu einem normalen Leben gegeben werden. Dieses Vorgehen stellt gerade beim Kind weitreichende ethische Fragen, die schwer zu beantworten sind. Die erzielten Erfolge, vor allem auf dem Gebiet der Herz- , der Nieren- , der Leber- , und der Knochenmarkstransplantation beweisen aber, dass der eingeschlagene Weg weitergegangen werden muss. Die verschiedene Referate zeigen, wie mögliche postoperative Komplikationen gemeistert werden können.

Zum zweiten Hauptthema:

Die akute respiratorische Insuffizienz ist beim Kind ein nicht seltenes und oft sehr dramatisches Ereignis. Hier ist es wichtig, dass der behandelnde Arzt und die betreuende Schwester über die verschienenen Ursachen einer solchen Störung gut informiert sind, damit die lebensrettenden Massnahmen rasch und richtig ergriffen werden können.

Zum dritten Hauptthema:

Die Hirnblutung des kleinen Frühgeborenen, die heute als Todesursache des Frühgeborenen an erster Stelle steht, war wieder einmal ein Hauptthema des Symposiums. Es scheint, dass durch neue Untersuchungsmethoden der Hirndurchblutung Wege gefunden werden können um das Risiko dieser gefürchteten Komplikation zu senken.

Zum vierten Hauptthema:

Die optimale Ernährung des kleinen Frühgeborenen ist bei weitem noch nicht definiert. Verschiedene Referate befassten sich neben allgemeinen Problemen vor allem mit den Komplikationen der ungenügenden Mineralisation des rasch wachsenden Knochens dieser Kinder.

Zum fünften Hauptthema:

Die Intensivpflege des Neugeborenen und des älteren Kindes ist eine ausgesprochene Teamarbeit, bei der eine gute Koordination aller Beteiligten sehr wichtig ist. In mehreren Referaten, gefolgt von einer angeregten Diskussion, wurden unterschiedliche Modelle einer guten Organisation, sowie Prophylaxe und Therapie von den in der stressgeladenen Intensivpflege unvermeidlichen Konfliktsituationen besprochen.

Zum sechsten Hauptthema:

In den zahlreichen freien wissenschaftlichen Vorträgen wurden verschiedene neue Ergebnisse aus der klinischen Forschung mitgeteilt, die zeigen konnten, dass auch in der Intensivpflege des Neugeborenen und des älteren Kindes die Entwicklung stetig voranschreitet. Dieser Teil des Kongresses wurde durch eine ausgedehnte und stark frequentierte Posterausstellung unterstützt.

Den Vortragenden und den Diskussionsleitern sei für ihren bereitwilligen Einsatz, der schlussendlich zum guten Gelingen des Symposiums beigetragen hat, nochmals herzlichst gedankt. Ein spezieller Dank gilt meinen Mitarbeitern, die unermüdlich und fachkundig viel von ihrer Energie und auch Freizeit investiert haben:

Sr. Trudi Buser, die die ganze Schwesternfortbildung organisert hat,

Dr. Christoph Rudin, der die Teilnehmerregistrierung durchgeführt hat, und

Frl. Franziska Bürgin, die das Sekretariat geleitet hat.

Dem Georg Thieme Verlag möchte ich dafür danken, dass eine Veröffentlichung dieser Kongressbeiträge möglich wird.

Basel, im September 1987   Per W. Nars

I. Transplantation im Kindesalter

U. Bernsau, M. Burdelski, I. Luhmer, G. Offner,
R. Pichlmayr, B. Ringe

Operationstechnische Fortschritte und Entwicklungen der Immunsuppression machten die Organtransplantation für Kinder und Jugendliche zu einer Standardtherapie. Dieses gilt zumindest für die Nierentransplantation und zunehmend auch für Leber- und Herztransplantation. Den zahlreichen dringlichen Indikationen der Organtransplantation steht allerdings eine begrenzte Zahl von Spenderorganen gegenüber, so dass die tatsächlichen Möglichkeiten einer Transplantation limitiert sind. Um die Mangelsituation abschätzen zu können, muss die Typisierung der Dringlichkeit einer Transplantation beschrieben werden:
Das chronisch kranke niereninsuffiziente Kind ist von allen Transplantationskandidaten am günstigsten gestellt. Durch die Möglichkeit einer Dialyse ergibt sich ein Zeitgewinn, so dass die Uraemie fast beliebig lang überbrückt werden kann. Es besteht ausserdem eine weitgehende Unabhängigkeit des Organempfängers von der Spenderorgangrösse. Auch Kleinkindern kann noch eine Erwachsenenniere transplantiert werden. Da die Nieren paarig angelegt sind, können im allgemeinen von einem Spender 2 Patienten transplantiert werden. Aus dem gleichen Grunde kann notfalls auf dringenden Wunsch der Eltern auch eine Lebendorganspende von Vater und Mutter vorgenommen werden.
Schliesslich können Nieren durch entsprechende Vorbehandlung relativ lange konserviert werden, was eine gezielte Organverteilung über eine Spenderzentrale auch bei weiten Entfernungen ermöglicht.
Die Ueberbrückung des Endstadiums einer Herzinsuffizienz ist nur über kurze Zeit mit medikamentöser Behandlung möglich. Nur Kinder mit der Klasse IV (nach NYHA) einer Herzinsuffizienz kommen für eine Herztransplantation in Frage. Somit stellt das Endstadium die eigentliche Transplantationsindikation und somit immer eine "ultima ratio" dar. Bei asthenischen oder wachstumsretardierten Jugendlichen kann ein normal grosses Erwachsenenherz als Spenderorgan zu gross sein und räumliche Probleme für die Transplantation bieten.
Die Konservierungszeit für das Spenderorgan Herz ist sehr kurz, so dass die Transplantation möglichst umgehend nach der Organentnahme vorgenommen werden sollte. Ein zeitlicher Spielraum für eine zentrale Organbank ergibt sich somit nicht. Eine Methode zur Ueberbrückung der Leberinsuffizienz bis zur Transplantation gibt es bisher nicht. Somit ergibt sich die Situation, dass man lediglich Kontraindikationen ausschliessen und den Patienten dann auf eine Warteliste eintragen kann. Dabei besteht die grosse Gefahr, dass der Patient entweder auf der Warteliste verstirbt oder dass sich eine sekundäre Kontraindikation einstellen kann.
Untersucht man die Diagnosegruppen von Patienten, die für

eine Lebertransplantation vorgestellt wurden, so erkennt
man, dass die Kinder mit Gallengangsatresie dominieren. Zweit-
grösste Gruppe ist die der Leberzirrhose. Gleichzeitig besteht ein Missverhältnis der Zahl transplantierter Kinder zu
den ohne Operation Verstorbenen und zu noch auf eine Operation Wartenden.

Als eine wichtige Ursache der geringen Transplantationszahl
ergibt sich das Altersspektrum des Krankengutes: Es liegt
auf der Hand, dass die Möglichkeiten einer Spenderorgangewinnung um so schwieriger werden, je jünger der Empfänger ist;
denn bei Kindertransplantationen ist die technische Machbar-
keit von der Ausgewogenheit der Organgrösse des Empfängers
zum Spender abhängig.

Mit anderen Worten: gerade die zahlreichen Kinder mit dekompensierter Gallengangsatresie sind darauf angewiesen, dass
alle Möglichkeiten einer Spenderorgangewinnung bei Kleinkindern mit dissoziiertem Hirntod genutzt werden.

Es bestehen wenig Zweifel darüber, dass die Zahl potentieller
Organspender mit dissoziiertem Hirntod grösser ist als der
erkennbaren Zahl explantierter Organe bei Kinder entspricht.
Folgende mögliche Ursachen eines zu geringen Spenderorgan-
angebotes sollen diskutiert werden:

Obwohl sich die Bevölkerung zum Problem der Organspende er-
freulich aufgeschlossen zeigt, liegen die praktischen Schwierigkeiten offenbar mehr im Bereich ungenügender Motivation
der Aerzte, die mit möglichen Organspendern zu tun haben. Die
tief in uns verwurzelte gefühlsmässige Auffassung vom Leben
und dessen was "noch lebt", muss durch die rational eindeutig
erfassbare Feststellung des Hirntodes überwunden werden. So
muss Hirntod gleichgesetzt werden mit "verstorben". Angesichts des Todes des ihm anvertrauten Patienten kann der
Arzt die Weiterbehandlung des Verstorbenen zur Erhaltung
der Organfuktion nur mit der ethischen Forderung nach Hilfe
für einen anderen, der Hilfe dringend bedürftigen Patienten
begründen. Diese über den individuellen Heilungsauftrag für
den einzelnen Patienten hinausgehende Aufgabe setzt neue
Dimensionen des ärztlichen Denkens voraus. Diese können nur
durch Weiterbildung über die Probleme und den Leidensdruck
transplantationsbedürftiger und transplantierter Patienten
erworben werden.

Krankheitsbilder von Endstadien, deren erfolgreiche Behandlung durch Organtransplantation möglich ist, sind noch nicht
allgemein genügend bekannt.

Eine mangelnde Bereitschaft zur Organspende seitens der Eltern kann nach eigenen Erfahrungen nicht bestätigt werden,
da ca. 75 % der befragten Angehörigen einer Organentnahme
zustimmten.

Es fragt sich, wann ein Gespräch mit den Eltern am sinn-
vollsten zu führen ist. Neben den üblichen und notwendigen In-
formationsgesprächen über die schlechte Prognose eines offensichtlich progredienten Hirnschadens ist die Erwähnung
des Hirntodes oder gar die Frage nach einer Organspende immer erst dann zu stellen, wenn der dissoziierte Hirntod zweifelsfrei feststeht. Um den Eltern das Gefühl der Würde des
Todes nicht zu nehmen, bedarf es grossen Einfühlungsvermögens
und, das sei hier betont, der Fähigkeit des Zuhörens.

Dafür muss man sich Zeit nehmen. Nüchtern ausgedrückt; man benötigt 1/2 bis 1 Stunde für ein solches Elterngespräch. Noch viel schwieriger als für das medizinisch vorgebildete Fachpersonal ist für die Eltern zu verstehen, was ein "totes Kind mit schlagendem Herzen und lebendigem Aussehen" zu bedeuten hat. Es ist nicht sinnvoll, den Eltern die Bedeutung des Hirntodes zu erläutern, bevor man ihnen die Endgültigkeit der Situation dargestellt und ihnen direkt gesagt hat, dass ihr Kind verstorben ist. Erst danach kann die Bedeutung der erloschenen Eigenatmung und Hirnfunktion erklärt und darauf hingewiesen werden, dass ohne die künstliche Beatmung sofort der Atemstillstand und nachfolgende Herzzstillstand eintreten wird.

Die Erklärung dieser Zusammenhänge bildet die Basis, um vorsichtig das Gespräch auf das Thema der Organspende zu lenken. Es bleibt natürlich dem Einfühlungsvermögen und der situationsbedingten Argumentation des Arztes überlassen, wie die Bitte um eine Organspende vorgetragen wird.

Wichtig für das Gespräch ist es, die Organentnahme nicht auf ein Organ (z.B. die Nieren) zu fixieren, sondern allgemein von "Organspende" zu reden. Andernfalls kann die wichtige Multiorganentnahme verhindert werden.

Lehnen die Eltern trotz einfühlsamen Gesprächen eine Organentnahme ab, so hat es erfahrungsgemäss keinen Sinn, weiter in sie zu dringen. Nur selten lassen sich die Eltern dann noch umstimmen.

Medizinische und juristische Voraussetzungen für eine Entnahme funktionierender Organe ist der gesicherte Hirntod. Nach Ermittlung der klinischen Zeichen des Hirntodes durch 2 unabhängige Untersucher, muss zur Feststellung der Irreversibilität bei Kindern unter 2 Jahren ein 0=Linien-EEG nach 24 + 72 Stunden bestätigt oder durch eine Sequenzszintigraphie ein sicherer zerebraler Zirkulationsstop festgestellt werden.

In Kliniken, die selbst keine Organtransplantationen vornehmen, ergibt sich angesichts der erstmaligen klinischen Feststellung des dissoziierten Hirntodes die Frage nach dem günstigsten Zeitpunkt der Kontaktaufnahme mit einem Transplantationszentrum.

In kleineren Kliniken ist die relativ aufwendige Sicherung der Hirntod-Diagnose nicht oder nur schwer möglich, so dass es sich empfehlen kann, den Patienten bereits zu diesem Zweck in ein grösseres pädiatrisches Zentrum zu verlegen.

In grösseren Kliniken kann die Diagnose des Hirntodes zwar gesichert werden, es muss aber entschieden werden, ob eine Organentnahme in der örtlichen chirurgischen Abteilung vom anreisenden Explantationsteam, oder ob die Explantation erst nach Verlegung in ein Transplantationszentrum vorgenommen werden soll.

Durch eine Vereinbarung zwischen der Deutschen Krankenhausgesellschaft und dem Kuratorium für Heimdialyse ist die Kostenübernahme für die Feststellung des Hirntodes, die Explantation sowie den Transport des Explantationsteams und der Organe geregelt. Auch wenn ein dissoziiert hirntotes Kind zur Organentnahme verlegt werden muss, werden die Kosten übernommen. Im Sinne einer Weichenstellung, können bestim-

mte Patienten identifiziert werden, bei denen eine Organentnahme nicht sinnvoll ist. In unserem eigenen Krankengut
betrug die Anzahl der Kontraindikationen immerhin 35 %. In
diesem Sinne scheiden Verstorbene aus, bei denen eine Infektion vorliegt oder eine Beatmung länger als 1 Woche andauerte.
Zeichen eines allgemeinen Organversagens mit protrahiertem
Kreislaufschock, Verbrauchskoagulopathie und länger anhalten-
dem Nierenversagen stellen ebenfalls Kontraindikationen
für eine Organexplantation dar.
Durch das Lebensalter ergibt sich zumindest für die Nieren-
explantation keine Limitierung. Die Leber kann aus technischen Gründen erst ab 4. bis 6. Lebensmonat für Transplan-
tationszwecke verwendet werden.
Die Schwierigkeit der Definition des dissoziierten Hirntodes
und die Kleinheit der Organe lässt eine Organentnahme bei Frühgeborenen nicht zu.
Ist nach medizinisch-diagnostischen Kriterien der Verstorbene
als Organspender geeignet, so ist jeder Aufwand ärztlicher
Kunst gerechtfertigt, ein drohendes Organversagen zu verhin-
dern.
Nach Zustimmung der Eltern sollte sinnvollerweise die Organentnahme sofort durchgeführt werden. Dieses ist aber aus or-
ganisatorischen Gründen nur sehr selten möglich. Das Chirur-
genteam der Transplantationsabteilung und die zugehörigen
Anaesthesisten sind in häufigen und zeitaufwendigen Einsät-
zen. Zudem muss der mögliche Organempfänger auf schnellstem
Wege in die Klinik befördert werden. Dabei wird angestrebt,
die Organexplantation und die anschliessende -transplantation
in möglichst engem zeitlichen und räumlichen Zusammenhang
durchzuführen.
Der unfallbedingte dissoziierte Hirntod ist nach forensischer
Definition ein unnatürlicher Tod. Die Organentnahme bedarf
daher der Benachrichtigung und Zustimmung durch den zuständigen Staatsanwalt. Eine Zustimmung erfolgt in unserer Klinik
nach Besichtigung des Leichnams durch den Rechtsmediziner.
Die geschilderten Aktivitäten sind gelegentlich so zeitauf-
wendig, dass eine Verzögerung der Explantation bis zu 24 Stunden vorkommen kann. Es ist daher nicht übertrieben, dass für
die Organerhaltung bei einem Patienten mit gesichertem dissoziiertem Hirntod der volle Aufwand intensiv-medizinischer
Technik, Ueberwachung und Pflege erforderlich sein kann.

D. Moulin, J.P. Squifflet, S. Clément de Cléty,
J.P. Haxhe, Y. Pirson, M.A. Carlier, G.P.J.
Alexandre, U.C.L., Brussels, Belgium

Renal transplantation is the best treatment for
children with end-stage renal failure. The pediatric
intensive care unit (PICU) team is involved in
different stages of children management after kidney
transplantation. In order to better assess his role,
we retrospectively analyse the outcome of twenty
children admitted in our PICU.

Population

Between January 1980 and December 1986, 719 renal
transplantations were performed at our institution;
ninety-three (13 %) recipients were less than 15 years
old. Twenty (21 %) out of 93 children were admitted in
the PICU for two types of idications: 9 of them electively for immediate post-operative management; and
11 admitted for life threatening complications
occuring early of late after transplantation. Both
groups are analysed for age, body weight, cause of end
stage renal failure, surgical and PICU management,
early and late prognosis after PICU admission.

Method and results

1) Elective admission

All eight children less than 3 years old were admitted
for immediate postoperative management; mean age was
28,6 + 5,7 months and mean body weight was 9,3 + 0.78
Kg. (Table I). All of them have received a living
related donor kidney graft. Splenectomy was performed
in two and right nephrectomy in six of them. One 8
year old child was electively admitted following
reoperation the day after transplantation for
intra-abdominal urinary leakage.

In order to prevent post-operative acute tubular
necrossis, peroperative and early post operative I.V.
fluids include low dose dopamine, mannitol and maximal
hydration under pulmonary arterial pressure monitoring
with the use of a Swan-Ganz catheter. Maximal
hydration is achieved by 5 % glucose solution and 0.9 %
NaCL. The first solution is perfused at a constant
rate of 50 ml/Kg body weight/day and the second in a
amount equal to the hourly urine output.

Composition of these solutions is modified and KCL is
added according to repeated blood and urine electro-
lytes measurements.

A mean volume of 7.2 ml of water/Kg body weight/hour
(4,1 to 16) was administered in our patients during
the first post-operative day. Colloids were infused to
compensate the volume lost through the surgical
drains. Using this schedule a serum creatinine level

below 1 mg % was obtained in all patients in a mean
time of 20,4 hours (9 to 48 hours) (Table I).
All patients were maintained postoperatively on continuous positive pressure ventilation in an attempt to
prevent pulmonary edema and subsequent lung infection.
Artificial ventilation lasted 5 to 72 (mean 24) hours.
Acute pulmonary edema occured in two patients. Adult
type respiratory distress syndrome secondary to anaphylac-
tic reaction to antilymphocyte globulins needed prolonga-
tion of artificial ventilation in one patient. Lung infection was not observed in any patient and airway fluid aspiration remained sterile on bacterial culture in all of them.

Immunosuppression protocol was adapted from that used in
adult recipients. Since 1984, a quadruple drug therapy
was used combining low dose cyclosporine C with azathio-
prine, prednisolone and antilymphocyte globulins; all
recipients had received at least three third party transfusion before transplantation. (1)

Antibiotics were used in 6 patients for the following indications: fever of undertermined origin in three;
abnormal chest X-ray compatible with infection but sterile
culture in one; documented bacterial infection shortly before the kidney transplantation in one and bacterial positive culture from a Hickman shunt removed at the time of
renal transplantation in one.

Severe systemic blood hypertension developped in 6 patients
and was treated by continuous IV sodium nitroprussiate in
the early postoperative period.

all patients of this group were discharged from the PICU 2
to 7 days after transplantation. One 16 months old child
was readmitted and died 15 days after transplantation from
septicemia with neutropenia following anti rejection treatment. The remaining 7 patients are presently alive with a
normal kidney function; 6 of them have a normal growth and
development; the last one, who had microcephaly before renal transplantation has a severe mental retardation.

2) Admission for specific complication
Eleven children were admitted for life threatening complication occuring one day to 8 months after renal transplantation: malignant hypertension in 6; acute pulmonary edema
in 2, gastrointestinal bleeding in 1, pneumocysti carinii
interstitial pneumonitis in 1, and severe post extubation
croup in one patient. All these patients were discharged
alive from the PICU.

Malignant hypertension with encephalopathy was observed
7 times in 6 patients 2 days to 8 months after transplantation (Table II). Systolic and diastolic systemic blood
pressure were above percentile 99 for age in all of them;
seizures were observed in each cases with previous head-
ache in three an psychotic behaviour in one. In 5 cases
the graft function was poor and in 1 case a stenosis of
the graft artery was documented. The only patient with
normal kidney function had a high cyclosporine C serum
level and an hyponatremia (126 meq/l); combined factors

may have favoured seizures. Absence of central nervous system infection was demonstrated in all.

Four patients were already receiving antihypertensive therapy at the time of the acute crisis. The early management of malignant hypertension was sodium nitroprussiate IV perfusion under monitoring of the blood pressure through a radial artery catheter. Afterwards an oral antihypertensive treatment was needed in all 6 for at least six months. Status epilepticus was treated with I.V. diazepam and seizures prevention performed with valproic acid since compared to phenobarbital and diphenylhydantoine it has less microsomial induction effect. One patient needed short term artifical ventilation for acute respiratory failure secondary to status epilepticus.

One of the 6 patients with malignant hypertension subsequently died on chronic hemodialysis; this patient had been admitted twice for the same problem after two successive unsuccessful transplantation and subsequent transplantectomy. An other patient was retransplanted and remained hypertensive; a third patient had a good renal output but elevated creatinine and a persistent high blood pressure. The 3 other patients have presently a normal graft function and normal blood pressure without anti-hypertensive therapy.

Gastrointestinal bleeding secondary to a documented duodenal ulcer was healed medically with anti-acids, IV ranitidine and red blood cells transfusion. Oral anti-acids to obtain a gastric pH above 4 were used post-operatively in all children; H2 blockers were not used preventively because of possible interaction with ciclosporin with subsequent increased nephrotoxicity (2). The patient with pneumocysti carinii interstitial pneumonitis (documented by open lung biopsy) recovered under IV trimethoprim and sulfamethoxasol therapy and a 7 days course of artificial ventilation.

Discussion

The PICU team played a role in the management of 21 % of the pediatric renal graft recipient of our institution. Children under three years of age are electively admitted to make the early postoperative period as safe as possible. These severely undergrown patients had had prolonged end stage renal failure. They need a carefull hourly fluid balance and continuous pulmonary artery pressure monitoring because of the use of maximal hydration and the risk of acute pulmonary edema (3-4). Continuous positive pressure ventilation is used to prevent pulmonary edema, atelectasis and infection (5). Less than 5 years old renal graft recipient have a higher mortality related to surgery than older patients (6).

Lifethreatening complications may appear early or late after renal transplantation. It is most often related to the poor function of the graft. The most frequent complication is malignant hypertension.Children suffering malignant hypertension have a high rate of severe neurologic complications. The use of continuous IV sodium nitroprussiate to control blood hypertension needs invasive arterial blood monitoring.

Hypertensive encephalopathy is one cause of late mortality in pediatric renal graft recipients (7-8).

Conclusion
In addition to nephrologists, surgeons, anesthesiologists, the PICU team has an important role to play in the management of pediatric kidney graft recipients.
Routine admission of less than 3 years old children seems to be a carefull procedure. Malignant hypertension associated with poor graft function is the main indication for PICU specific admission in our experience.

References
1. Gianello P., J.P. Squifflet, Y. Pirson, M. Stoffel, Th. Dereme, G.P.J. Alexandre: Cyclosporine-steroids versus conventional therapy in cadaver kidney transplantation: analysis of a randomized trial at two years. Transpl. Proc. 19 (1987) 1867.
2. Jarowenko M.V., Ch.T. Van Buren, W.G. Kramer, M.I. Lorber, S.M. Flechner and B.D. Kahan: Ranitidine, cimetidine, and the ciclosporine-treated recipient.
3. Carlier M.,J.P. Squifflet, Y. Pirson, B. Gribomont and G.P.J. Alexandre: Maximal hydration during anesthesia increases pulmonary arterial pressure and improves early function of human renal transplants. Transplantation, 34, (1982) 201.
4. Carlier M.,J.P. Squifflet, Y. Pirson, L. Decocq, B. Gribomont and G.P.J. Alexandre: Confirmation of the crucial role of the recipient's maximal hydration on early diuresis of the human cadaver renal allograft. Transplantation, 36, (1983), 455.
5. Cordier Ph., J.P. Squifflet, Y. Pirson, M. Carlier and G.P.J. Alexandre: Postoperative continuous positive airway pressure helps to prevent pulmonary infection after human renal transplantation. Transpl. Proc., 16 (1984). 1337.
6. Rizzoni G., MH. Malekzadek, AJ. Pennisi, R.B. Ettenger, Ch. Uittenbogaart, R.N. Fine: Renal transplantation in children less than 5 years of age.
7. Squifflet J.P., Y. Pirson, P. Van Cangh, J.B. Otte, C. van Ypersele de Strihou, G.P.J. Alexandre: Renal transplantation in children. A comparative study between parental and well-matched cadaveric grafts. Transplantation, 32, (1981), 278
8. Potter D., N. Feduska, J. Melzer, M. Garovoy, S. Hopper, R. Ducas, O. Salvatierra: Jr. Twenty years of Pediatrics, 77, (1986) 465.

TABLE I : ELECTIVE ADMISSION

PATIENT		RENAL DISEASE	ICU MANAGEMENT				
Age (months)	Weight (Kg)		ICU* (days)	IPPV** (hours)	Fluids (ml/Kg/day)	Colloids (ml/Kg/day)	creat < 1 mg%+ (hours)
22	9	Renal hypoplasia	4	48	6	2,1	12
37	10.6	Chronic glomerulonephritis	1.5	13	4.1	0.6	48
25	8	Urethral valve and chronic pyelonephritis (†)	2	24	6.5		24
36	10	Chronic glomerulonephritis	7	72			24
22	9	Renal hypoplasia	3	5	5.7	4.2	10
28	9	Polykystic kidneys	1.5	6	6.2	2	9
28	9.7	Urethral valve and dysplastic kidneys	2	18	4.2	0.4	24
31	9.25	Nephrophtisis	5	16	16	5	12

Legend : Age and weight the day of transplantation. Time spent in the ICU*, on IPPV**, to normalize creatinine+. Amount of fluids or colloids received the first 24h after R.T. (†) patient decease day 15 after transplantation.

TABLE II HYPERTENSIVE ENCEPHALOPATHY

| PATIENT | | | ORIGINAL | NEPHRECTOMY | GRAFT | SYSTEMIC |
| Age* | Weight* | Follow-up+ | RENAL DISEASE | | FUNCTION | BLOOD PRESSURE |
(years)	(Kg)	(months)				(mm Hg)
11	27	8	Chronic pyelonephritis	R + L	A	170/130
13	27	2.5	Chronic pyelonephritis	R + L	A	?
9	21	6	Thrombolic microangiopathy	R + L	A	180/130
10	18	3	Bilateral Wilms tumor	R + L	A	160/120
9	22	1	Hemolytic uremic syndrome	-	Nl	160/110
10	25	10 days	Chronic pyelonephritis	R	A	180/120
8	27	3	Interstitial nephritis	R	A	230/140

Legend : * Age and weight at time of transplantation, + Time elapsed between transplantation and encephalo or L = right or left nephrectomy, A or Nl = Abnormal or Normal graft function.

Ergebnisse und intensivmedizinische Verläufe bei 42 Lebertransplantationen im Kindesalter

R.G. Galaske, M. Burdelski, U. Bernsau, B. Ringe, R. Pichlmayr

Die Lebenserwartung von Kindern mit dekompensierter Leberzirrhose als Endstadium einer chronischen Lebererkrankung liegt zwischen 7 und 20 % für drei Jahre (1) für alle verschiedenen Grunderkrankungen. Die ersten Bemühungen, diesen Kindern durch Lebertransplantation zu helfen (2) brachten noch keine entscheidende Wende. Die Überlebenswahrscheinlichkeit lag 1979 bei 20 % für die ersten fünf Jahre (2). Erst die Berichte über zunehmende Erfolge nach 1984 ließ die Zahl der lebertransplantierenden Zentren von vier auf zwölf ansteigen (3). Für die 42 Kinder, bei denen an der Medizinischen Hochschule Hannover in zehn Jahren Lebertransplantationen durchgeführt wurden, liegt die kumulative Überlebensrate derzeit bei 59 % für 48 Monate. Die Hälfte der Todesfälle nach Lebertransplantationen ereignete sich in der postoperativen intensivmedizinischen Phase. Wir berichten über unsere Erfahrungen aus diesen Verläufen.

In den letzten zehn Jahren wurden 202 Kinder im Alter zwischen drei Monaten und 18 Jahren wegen der Indikationsfrage Lebertransplantation (LTx) vorgestellt. Nur 42 von ihnen konnten bisher transplantiert werden, 69 Kinder verstarben, bevor eine LTx möglich wurde. Als Kriterien für eine dringliche Indikation wurden festgelegt: Cholinesteraseaktivität kleiner 1000 U/l, Quick kleiner 50 % trotz Vitamin-K-Gabe, Serumbilirubin größer 300 µmol/l und ein Körpergewicht unterhalb der 3er Perzentile. Der Anteil der verstorbenen und noch auf Tx wartenden Kinder ist in der jüngsten Altersgruppe (<2 Jahre) am höchsten. Die Ursache liegt im eingeschränkten Spenderangebot. Die verschiedenen Grunderkrankungen haben meist einen typischen Altersgipfel zum Zeitpunkt der LTx: extrahepatische Gallengangsatresien (3,1 $\pm$ 1,4 Jahre, n = 16) stellen die homogenste Gruppe. Zirrhosen (10,6 $\pm$ 4,2 Jahre) und hepatische Stoffwechselerkrankungen (13,9 $\pm$ 5,2 Jahre) gelangen meist im Schulalter zur Transplantation, während für die transplantierten Kinder mit Lebertumoren kein typischer Altersgipfel besteht (9,7 $\pm$ 6,7 Jahre). Das jüngste Kind war ein elf Monate alter Säugling mit einem Hepatoblastom. Die Ursachen der Zirrhosen sind so verschieden wie die Zahl der transplantierten Patienten (n = 12).
Neben den klinischen Indikationen zur Lebertransplantation sind im Vorfeld die möglichen Kontraindikationen auszuschließen. Hierzu zählen am eindeutigsten die anatomischen Anomalien wie Thrombosen und Agenesien im Bereich der Pfortader. Zum Ausschluß weiterer vorhersehbarer Risiken in der präoperativen Phase versuchen wir die Konstellation CMV-positiver Spender und CMV-negativer Empfänger zu vermeiden. Systemische Erkrankungen mit Multiorganversagen und metastasierende Tumoren werden international ohnehin als Kontraindikation angesehen.
Die Transplantation wird mit einem in der Größe zum Empfänger passenden, im ABO-System kompatiblen Organ orthotop vorgenommen. Organbeschaffung und Perfusion des Spenderorgans werden vom eigenen Team der Abdominalchirurgie vorgenommen und unterscheiden sich nicht von der Technik beim Erwachsenen. Um die

kalte Ischämiezeit kurz zu halten, laufen Explantatbeschaffung und Transplantationsvorbereitung synchron. Die Entnahme des erkrankten Organs beim Empfänger gestaltet sich insbesondere bei voroperiertem Situs schwierig (z. B. Kasai-Op bei Gallengangsatresie). In der anhepatischen Phase kommt es zu einer Unterbindung des Blutabflusses der unteren Körperhälfte, die nur bei größeren Kindern, wie bei Erwachsenen, durch einen extrakorporalen Bypass überbrückt werden kann. Die Grenze für die Möglichkeit der Entlastung der Vena cava inferior und Vena portae zur linken Vena axillaris liegt beim Alter von 12 Jahren und einem Körpergewicht von 50 kg. Bei kleineren Kindern kommt es zu einem Zirkulationsstop von ca. 1 1/2 Stunden. Die Neuanastomosierung erfolgt in der Reihenfolge: Vena cava suprahepatisch, Vena cava infrahepatisch, Arteria hepatica, Vena portae. Nach vollendeten Gefäßnähten kann die Blutzirkulation über die Leber wieder freigegeben werden. Die Nahtverbindung des Gallengangs erfolgt zuletzt in der Seit/Seit-Technik nach Einlage einer T-Drainage zur vorübergehenden Ableitung der Gallenflüssigkeit. Bei der Grunderkrankung extrahepatischer Gallengangsatresie ist die Anastomosierung über eine Dünndarmschlinge, ebenfalls mit Einlage eines T-Drains, erforderlich.

Mit der Immunsuppression einerseits und der Hyperimmunisierung andererseits wird intraoperativ in der anhepatischen Phase begonnen. Bis 10 kg Körpergewicht geben wir 50 mg Prednisolon i.v., bis 20 kg Körpergewicht 75 mg, über 20 kg Körpergewicht 150 bis 200 mg und über 60 kg Körpergewicht 250 mg i.v. CMV-Hyperimmunglobulin und Hepatitis-B-Hyperimmunglobulin werden mit 100 bzw. 10 U/kg i.v. intraoperativ gegeben. Hepatitis-B-Vaccine wird mit 1 ml i.m. verabreicht. Zusätzlich beginnen wir intraoperativ mit einer 48-Stunden-perioperativen Prophylaxe mit Cefotaxim. Die Immunsuppression bei den ersten sechs Patienten wurde noch mit Azathioprin und Prednisolon, bei den später transplantierten Patienten mit Cyclosporin A und Prednisolon durchgeführt.

Postoperativ werden die transplantierten Kinder auf die interdisziplinäre pädiatrische Intensivstation überführt. Die medikamentöse Therapie erfolgt nach dem Regime in Tabelle 1:
1. Immunsuppression durch Prednisolon und CyA, das anders als nach Nierentransplantationen parenteral verabreicht werden muß. Die Dosierung erfolgt bei Adoleszenten ähnlich wie bei Erwachsenen in einer Dosierung von 2 x 2,5 mg/kg/die als Dauerinfusion über 4 bis 6 Stunden (letzteres, um toxische Spiegel zu vermeiden). Bei kleineren Kindern, insbesondere im Säuglings- und Kleinkindalter sind wir, wie auch bei Nierentransplantationen, auf eine im pädiatrischen Sinne gerechtere Dosierung übergegangen, bei der sich die CyA-Dosierung nach der Körperoberfläche richtet, und zwar 2 x 75 mg/m²/die.
Als 2. die prophylaktische Gabe von Ranitidin und H1-Blocker, wobei das Tavegil jeweils vor der Infusion von CyA verabreicht wird. Die Nierenfunktion bedarf nach der längeren Abklemmzeit einer besonderen Aufmerksamkeit, so daß wir mit Dauerinfusion von Furosemid und Dopamin in nierenwirksamer Dosierung initial beginnen. Bei bereits bestehendem oder zu erwartendem Hyperaldosteronismus geben wir zusätzlich Aldactone in der angegebenen Dosierung. Wegen der initialen Leberinsuffizienz, Kreislauflabilität und Blutungsneigung ist die vermehrte Gabe von

kolloidalen Lösungen als FFP oder HA und Erythrozyten- und
Thrombozytenkonzentraten erforderlich. Um Überinfusionen und
Transfusionen zu vermeiden, ist ein relativ hoher renaler
Flüssigkeitsumsatz erstrebenswert, der den hohen Einsatz von
Diuretika auch aus dieser Sicht erforderlich erscheinen läßt.
Zur Sicherheit erhalten alle transplantierten Patienten eine
stündlich bilanzierte Flüssigkeitssubstitution. Die Bilanz erfolgt in der Regel halbisoton mit lactatfreien Lösungen. Se-
dierungen und Analgesie in der Anfangsphase mit Morphin. Anti-
biotische Prophylaxe bei Patienten ohne Komplikationen nur
über 48 Stunden mit Cefotaxim. Die Darmsterilisation enteral
erfolgt nur bei Komplikationen wie Perforationen oder Ileus-
symptomatik. Weitere allgemeine Richtlinien in der frühen In-
tensivphase (Tab. 1): Die Blutzuckerkonzentrationen sollten
nicht über 10 mmol/l ansteigen, das Serumprotein nicht unter
50 g/l abfallen. Die Gerinnungssubstitution erfolgt so, daß
der Quick-Test nicht wesentlich unter 30 % fällt und die Ge-
rinnungsfaktoren nicht unter 50 % abfallen. Durch die zwangs-
weise Gabe von kolloidalen Lösungen sollte bei relativ hoher
Diurese und bilanzierter Infusion von salinischen Lösungen der
zentralvenöse Druck (ZVD) im physiologischen Bereich unter
5 mm Hg liegen.
Bei komplikationslosen Verläufen, die sich mit zunehmender
Routine in den meisten Fällen einstellen, beträgt die mittlere
Intubationsdauer 2,4 Tage und die gesamte Intensivliegezeit
ca. 6 Tage für alle Altersgruppen, von den kleinsten transplantierten Kindern mit 8 kg Körpergewicht bis zum quasi Erwachsenen (Tab. 2). Komplikationen erhöhen natürlich Intuba-
tions- und Intensivliegezeit und führten in insgesamt acht
Fällen zum Tode. Sechs Patienten erlitten postoperativ eine
Sepsis, von denen ein Kind am 34. Tag im Rahmen einer CMV-In-
fektion starb.
Drei Patienten sind unter der Komplikationsgruppe mit dem
Leitsymptom "Schock" zusammengefaßt, die zwischen dem 3. und
7. Tag post Op verstorben sind (Tab. 2). Dabei handelt es sich
in einem Fall um ein dissezierendes Aortenaneurysma, einmal um
eine Perikardtamponade nach Perforation des zentralvenösen Katheters und im dritten Fall um ein Multiorganversagen bei der
Grunderkrankung einer Cholangiodysplasie mit Nephronephthise
und bereits präoperativ eingeschränkter Nierenfunktion.
Bei zwei Patienten bestand ein erheblicher Perfusionsschaden
des transplantierten Organs. Die eingeschränkte Leberfunktion,
die Toxinfreisetzung und sich in der Folge einstellende Multi-
organdysfunktion verlängerte die Beatmungsdauer erheblich. Danach war der Verlauf komplikationsarm (Tab. 2).
Chirurgische Komplikationen traten vor allem bei den bisher
durchgeführten vier Zweittransplantationen sowie bei den ersten Segmenttransplantationen auf, bei denen wegen Übergröße
des Spenderorgans nur ein Teil des linken Leberlappens transplantiert wird, der etwa 20 % der Originalgröße entspricht. So
war es zum Beispiel möglich, in unserer hier noch nicht erfaß-
ten Serie in 1987 das Organ eines erwachsenen Spenders in ein
13 kg schweres Kind komplikationslos zu transplantieren. In
der Anfangsphase dieser Technik waren chirurgische Komplikationen jedoch die Regel. Die beiden Todesfälle nach chirurgischen Komplikationen traten nach 58 bzw. 32 Tagen maschineller

Beatmung durch sekundär eingetretene bakterielle bzw. durch
CMV verursachte Sepsitiden ein.
Zur Vermeidung von Abstoßungsreaktionen wird die Immunsuppression mit Prednisolon und CyA in reduzierter Form weiterge-
führt. Prednisolon wird von 2 mg/kg Körpergewicht um wöchentlich 0,25 mg/kg bis auf zuletzt 0,1 mg/kg reduziert. Bei Abstoßungsreaktionen erfolgt die dreitägige Gabe von 10 mg/kg
und Tag.
CyA wird an Vollblutspiegel angepaßt, wobei wir in der ersten
Woche Trogspiegel von 600 bis 800 ng/ml (also jeweils vor In-
fusionsbeginn) fordern. Später sollten die Spiegel bei 400 bis
600 ng/ml bzw. nach der 12. postoperativen Woche bei 300 bis
400 ng/ml liegen, um toxische Schädigungen einerseits, unzu-
reichende Immunsuppression andererseits zu vermeiden. Bei Umstellung auf die orale Gabe muß mit einer Dosisverdreifachung
gerechnet werden, um adäquate Spiegel zu erzielen.
Die Diagnostik der Abstoßungsreaktion in der Frühphase nach
Transplantation ist schwierig und kann nur selten mit absoluter Sicherheit gestellt werden. Die Ähnlichkeit klinischer
Symptome und von Laborparametern erschweren die Differentialdiagnose, von denen vor allem die Infektion, sei es Sepsis,
Abszeß oder Darmperforation an erster Stelle stehen. Medika-
mentöstoxische Schäden (CyA) oder Perfusionsschäden können ein
ähnliches Bild machen. Selbst eine Leberbiopsie, die bei Blutungsneigung nicht immer durchzuführen ist, bringt nicht immer
das reinrassige Bild einer lymphozytären Infiltration. Auch
enzymologisch ähneln sich die Krankheitsbilder und sind auch
nur durch Nuancen auszumachen, wie z. B. die CHE-Erniedrigung
bei Sepsis, während es im übrigen zu einer im gleichen Maß generalisierten Erhöhung der Enzymaktivitäten im Serum kommt.

Unwägbarkeiten und nicht kalkulierbare Komplikationen gehören
immer zum postoperativen Verlauf nach Transplantationen. Von
den 16 lebertransplantierten Patienten, die insgesamt ad exi-
tum kamen, ist die Hälfte während des intensivmedizinischen
Verlaufs verstorben. Die weitaus größte Gruppe machen die
chronischen Abstoßungsreaktionen mit dem vanishing bile duct
syndrome, dem Syndrom des verschwindenden Gallengangs, aus.
Zwei Patienten verstarben am Rezidiv ihres hepatozellulären
Karzinoms und entsprechen den mittlerweile bei dieser Indikationsstellung gemachten Erfahrungen. Im Kindesalter sollte man
daher eine erweiterte Resektion durchführen. Aus heutiger
Sicht würden wir von einer Transplantation abraten. Kinder mit
hepatischen Stoffwechselerkrankungen haben den höchsten Anteil
unter den überlebenden Patienten, gefolgt von denen mit Leber-
zirrhosen und extrahepatischen Gallengangsatresien. Die Überlebensrate ohne die Tumorrezidivpatienten beträgt insgesamt
58,8 % nach 48 Monaten, wobei hier auch die Patienten aus der
Vor-CyA-Ära inkorporiert sind. Andererseits beträgt die Überlebensrate der Kinder bei extrahepatischen Gallengangsatresien
mit Transplantation 50 %, ohne Transplantation liegt sie bei
unter 10 % bzw. ist infaust (1).
Von den bis zum Jahresbeginn 1987 19 langfristig überlebenden
transplantierten Kindern sind 13 vollständig und vier partiell
rehabilitiert. Bei zwei Kindern muß von einer schlechten Reha-
bilitation gesprochen werden.
Verbesserungen scheinen insbesondere in der Transplantations-

Post Op. Betreuung von lebertransplantierten Kindern

Therapie	Steroide	Prednisolon	1 x 2 mg/kg i.v.
	CyA	Sandimmun	2 x 2,5 mg/kg Dauerinfusion 6 h
	Säureblocker	Ranitidin	2 x 25 mg/m² i.v. (Zantic)
		H$_1$ Blocker	2 x 1,2 mg/m² i.v. (Tavegil)
	Spironolacton	Aldactone	2 x 1,5 mg/kg i.v.
	Furosemid	Lasix-Dauerperfusor	10 mg/kg/24 h
	Dopamin	Dauerperfusor	0,2 mg/kg/h
	HA 5 %	6 stdl. Ersatz des Drainageverlustes	
	FFP	und Gerinnungssubstitution	
	Antibiotika	Cefotaxim	100 mg/kg f. 2 Tage
	Darmsterilisation	Colistin)	bei Darmverletzungen
		Amphotericin B)	Ileus u.a.
		Metronidazol)	
	Sedierung	Morphin	0,1 mg/kg i.v.
	Elektrolyte	Halbisoton/ Kalium	laktatfrei nach Diurese

Richtlinien	Blutzucker	10-15 mmol/l
	Protein	> = 50 g/l
	Gerinnung	Quick ` 30 %
	ZVD	` 5 mm Hg
	Diurese	> 1500 ml/m²/24h
	Einfuhr	= Ausfuhr/h

Mittlere Intubationsdauer
und Intensivliegezeit nach LTx (n=41)

	Intubations-dauer (Tage)	Intensivliege-zeit (Tage)
Komplikationslose Verläufe (n = 22)	2.4 + 1.2	6.1 + 3.0
Verläufe mit Komplikationen		
a) Sepsis (n = 6) exit.let. (n = 1)	9.5 + 6.5 15	16 + 10 34
b) Schock (n = 3) exit.let. (n = 3)	5 + 2	
c) Pfortaderverschluß (n = 2) exit.let. (n = 2)	2.5	
d) Perfusionsschaden (n = 2)	13.5	17.5
e) Chirurgische Komplikationen (n = 6) exit.let. (n = 2)	18.5 43	22

vorbereitung durch Ausschluß von Kontraindikationen möglich zu
sein. Dazu zählen Pfortaderanomalien, systemische Erkrankungen
(metastasierendes Karzinom), Multiorganschädigung (dekompen-
sierte Nierenbeteiligung, Zerebralschaden), Optimierung des
Transplantationszeitpunktes (kleinere Spender, frühere Transplantation) sowie die Spenderevaluation (CMV-positiver Spender, CMV-negativer Empfänger). Nach der Transplantation ist
vor allem eine bessere Steuerung der Immunsuppression erforderlich. Hier sind die Ergebnisse in der CyA-Phase eindeutig
besser. Das rechtzeitige Erkennen und Behandeln von Virusin-
fektionen kann eine Abstoßungstherapie kupieren.
Unsere zehnjährige Erfahrung mit Lebertransplantationen im
Kindesalter hat gezeigt, daß sie bei gegebener Indikationsstellung in der Lage ist, die Überlebensrate der Kinder erheblich zu verlängern. Dazu zählen insbesondere die drei Krank-
heitsgruppen mit extrahepatischer Gallengangsatresie, Leber-
zirrhosen sowie hepatischen Stoffwechselerkrankungen.

Literatur:

1. BURDELSKI, M., SCHMIDT, K., HOYER, P.F., GALASKE, R.G.,
   BRODEHL, J., PICHLMAYR, R.: Indications vor liver transplantation in pediatric patients. Transplant proceedings
   18/4 (Suppl. 3): 89-91 (1986)

2. STARZEL, T.E., LAWRENCE, ., KOEPP, J., SCHRÖTER, J.P.J.,
   HALGRIMSON, C.G., PORTA, K.A., WEILL, R.: Liver replacement
   for pediatric patients. Pediatrics 63: 825-829 (1979)

3. BURDELSKI, M., SCHMIDT, K., BERNSAU, U., GALASKE, R.,
   HOYER, P.F., BRODEHL, J., BRÖLSCH, Ch., NEUHAUS, P.,
   RINGE, B., LAUCHART, W., BONIGEIT, K., PICHLMAYR, R.: Lebertransplantation im Kindesalter. Wiener klin. Wschr.
   98/16: 551-555 (1986)

E. Signer, A. Gratwohl, B. Speck
Kinderspital Basel, Kantonsspital Basel

Die Knochenmarkstransplantation (KMT) hat sich im letzten Jahrzehnt aus einer experimentellen Therapie zu einer etablierten Behandlungsmethode entwickelt. Verschiedene haematologische, onkologische, immunologische und metabolische Krankheiten, die früher als unheilbar galten, können heute dank der Knochenmarkstransplantation erfolgreich behandelt werden. Leider ist das Verfahren immer noch mit einer Reihe von schweren und potentiell letalen Komplikationen belastet. Eine genaue Kenntnis der Prophylaxe, der Früherkennung und Therapie dieser Komplikationen ist oft entscheidend für Erfolg oder Misserfolg einer Knochenmarkstransplantation.

1. Typen der Knochenmarkstransplantation

Je nach genotypischer Uebereinstimmung zwischen Spender und Empfänger werden verschiedene Arten der Knochenmarkstransplantation unterschieden. Bei der autologen KMT funktioniert der Patient als sein eigener Knochenmarksspender. Ist der Spender ein eineiiger Zwilling, reden wir von syngener KMT. Bei der allogenen KMT sind Spender und Empfänger genetisch verschieden. Von Ausnahmen abgesehen, ist eine allogene KMT nur zwischen HLA-identischen Geschwistern möglich. Komplikationen sind bei der allogenen Knochenmarkstransplantation häufiger und schwerer als bei der autologen oder syngenen KMT.

2. Indikationen zur Knochenmarkstransplantation

Das Spektrum der Krankheiten, die durch eine Knochenmarkstransplantation geheilt oder gebessert werden können, hat sich in letzter Zeit ständig erweitert. Die wichtigsten Indikationen sind in der Tabelle 1 zusammengestellt.

Tab.1: Indikationen zur allogenen Knochenmarkstransplantation

    1. Leukaemien
        Akute lymphatische Leukaemie
        Akute nicht lymphatische Leukaemie
        Chronisch myeloische Leukaemie

    2. Solide Tumoren
        Non Hodgkin Lymphom
        Neuroblastom

    3. Proliferationsstörungen des Knochenmarks
        Schwere aplastische Anaemie
        Fanconi Anaemie
        Blackfan-Diamond Anaemie

    4. Immundefekte
        Schwerer kombinierter Immundefekt
        Wiskott-Aldrich Syndrom

    5. Verschiedene Erbkrankheiten
        Thalassaemia major
        Osteopetrose

Da transplantationsbedingte Komplikationen umso häufiger auftreten, je länger und intensiver ein Patient vorbehandelt wurde, ist eine klare und frühzeitige Indikationsstellung ausserordentlich wichtig. Kinder mit einer akuten lymphatischen Leukaemie (ALL) werden in der Regel erst nach einem Rezidiv, d.h. in zweiter Remission transplantiert. Bei den akuten nicht lymphatischen Leukaemien (ANLL) soll die Transplantation bereits in der 1. Remission angestrebt werden. Die chronisch myeloische Leukaemie (CML), eine im Kindesalter seltene Leukaemieform, ist mit konventioneller Chemotherapie nicht heilbar. Die Knochenmarkstransplantation in der chronischen Phase hingegen hat gute Erfolgschancen. Im Bereich der soliden Tumoren hat die Knochenmarkstransplantation bei fortgeschrittenen Stadien des Neuroblastoms und des Non Hodgkin Lymphoms ermutigende Resultate gezeigt.

Die allogene Transplantation ist die Therapie der Wahl bei verschiedenen Proliferationsstörungen des Knochenmarks. So kann zum Beispiel die schwere aplastische Anaemie nur mittels KMT geheilt werden. Eine weitere Gruppe von Krankheiten mit klarer Indikation zur Knochenmarkstransplantation bilden die schweren Immundefekte. Unter günstigen Voraussetzungen kann heute die Mehrzahl der Säuglinge mit SCID (Severe Combined Immune Deficiency) erfolgreich transplantiert werden.

Vielversprechende Resultate wurden mit der allogenen Knochenmarkstransplantation neuerdings bei der β-Thalassaemie erzielt. Erstaunlich ist die Tatsache, dass die autosomal-rezessiv vererbte Osteopetrose wesentlich gebessert wird, wenn es gelingt, die kranke Osteoklastenpopulation des Patienten mittels Transplantation von Knochenmark durch gesunde Osteoklasten des Spenders zu ersetzen.

Bei den Malignomen, die chronisch myeloische Leukaemie ausgenommen, sind sowohl die allogene als auch die autologe Knochenmarkstransplantation möglich. Alle anderen in der Tabelle 1 angeführten Krankheiten sind nur durch die allogene KMT heilbar.

3. Durchführung der Transplantation

Technisch ist die Knochenmarkstransplantation ein relativ einfaches Verfahren. Die Knochenmarksentnahme beim Spender erfolgt unter sterilen Operationsbedingungen in Allgemeinnarkose. Mittels multipler Aspirationen werden am hinteren und vorderen Beckenkamm 400 - 800 ml Knochenmarksblut entnommen und anschliessend dem Empfänger intravenös transfundiert. Es sollen pro kg Körpergewicht des Empfängers mindestens $3 - 5 \times 10^8$ kernhaltige Zellen verabreicht werden. Die Prozedur bedeutet für den Spender ein geringes Risiko. Potentiell gefährliche Komplikationen (im Zusammenhang mit der Anaesthesie oder Infekten) wurden in einem grösseren Kollektiv bei 0.27 % der Entnahmen beobachtet. Tödliche oder irreversible Komplikationen sind bis jetzt nicht bekannt geworden.

Damit die transfundierten Stammzellen des Spenders im Knochenmark des Empfängers ansiedeln und proliferieren können, ist vor der Transplantation eine Konditionierung des Empfängers notwendig. Diese besteht aus einer hochdosierten Chemotherapie, die durch eine Ganzkörperbestrahlung ergänzt wird, wenn der Patient an einer onkologischen Krank-

heit leidet. In Basel konditionieren wir Patienten mit Leukaemien
wie folgt: Cyclophosphamid je 60 mg/kg i.v. an den Tagen -6 und -5,
anschliessend fraktionierte Ganzkörperbestrahlung mit 6 x 200 cGy an
den Tagen -3, -2 und -1 vor der Transplantation. Die Radiotherapie
dient in erster Linie dazu, restliche Leukaemiezellen zu eliminieren.
Bei den Patienten mit aplastischer Anaemie und anderen Proliferationsstörungen des Knochenmarks kann auf die Ganzkörperbestrahlung verzichtet werden. Die Konditionierung beschränkt sich hier auf Cyclophosphamid 50 mg/kg i.v. an 4 aufeinanderfolgenden Tagen (Tage -5 bis
-2).

4. Komplikationen der allogenen Knochenmarkstransplantation

Bei der allogenen Knochenmarkstransplantation sind naturgemäss häufi-
gere und schwerere Komplikationen zu erwarten, als bei der syngenen
und autologen KMT. Die wichtigsten Komplikationen der allogenen Knochenmarkstransplantation sind: 1) Toxizität der Chemo- und Radiotherapie, 2) Fehlendes Engraftment oder Abstossung, 3) Infektionen,
4) Graft-versus-Host Disease, 5) Interstitielle Pneumonie, 6) Venen-
verschlusskrankheit der Leber, 7) Rezidiv bei Malignomen.

4.1 Toxizität der Konditionierung

Die hochdosierte Zytostatikatherapie mit Cyclophosphamid und die anschliessende Ganzkörperbestrahlung führen bei allen Patienten zu mehr
oder weniger schweren Nebenwirkungen. Die häufigsten, in diesem Zusammenhang auftretenden Probleme und die entsprechenden Massnahmen
sind in der Tabelle 2 zusammengestellt.

Tab. 2: Toxizität der Chemo- und Radiotherapie

Komplikation	Therapie
Erbrechen/Nausea	Antiemetika
Mukositis	Mundspülungen
	Xylocain topisch
	Analgetica
Herpes simplex	Acyclovir
Parotitis	Pilocarpin
Diarrhoe	Flüssigkeit + Elektrolyte i.v.
	Loperamid
Haemorrhagische Zystitis	Flüssigkeit i.v., Mesna
Inadaequate Nahrungs- aufnahme	Parenterale Ernährung

4.2 Fehlendes Engraftment - Abstossung

Fehlendes Engraftment oder Abstossung des Transplantates sind glück-
licherweise selten (ca. 1 %). Patienten mit aplastischer Anaemie sind
signifikant häufiger betroffen als solche mit Malignomen. Kommt es
nach einer Knochenmarkstransplantation nicht zu einer Rekonstitution
der Haematopoese, ist die Prognose in der Regel infaust. Die Wieder-
holung der Transplantation ist wenig erfolgversprechend.

4.3 Infektionen

Die Konditionierung mit zytoreduktiver Chemo- und Radiotherapie führt zu einer tiefgreifenden Beeinträchtigung der Infektabwehr. Infektionen gehören deshalb bei transplantierten Patienten zu den häufigsten Komplikationen. In den ersten zwei bis vier Wochen nach einer Knochenmarkstransplantation besteht eine schwere Neutropenie. Während der granulopenischen Phase ist vor allem mit bakteriellen Infekten und Sepsis durch grampositive und gramnegative Keime, sowie durch Pilze zu rechnen. Das Risiko für lebensbedrohliche Infekte wird durch Faktoren wie Haut- und Schleimhautläsionen, liegende zentralvenöse Katheter, GVHD, darniederliegende humorale und zelluläre Immunität zusätzlich erhöht. Letztere persistiert überdies nach Erholung der Haematopoese noch während Monaten. In dieser Phase stehen Virusinfekte, speziell solche der Herpesfamilie und opportunistische Infektionen (Pneumocystis carinii) im Vordergrund. In der Frühzeit der Knochenmarkstransplantation war die Mortalität an Infektionen erschreckend hoch (ca. 50 %), heute beträgt sie dank geeigneter prophylaktischer Massnahmen und grosszügiger antibiotischer Therapie weniger als 5 %. Die häufigsten Problemkeime, die prophylaktischen Massnahmen und die Therapiemodalitäten sind in der Tabelle 3 zusammengefasst.

Tab.3:   Infektprophylaxe und Therapie bei allogener
          Knochenmarkstransplantation

Erreger	Prophylaxe	Therapie
Gram pos. Kokken (Staph.epidermidis) Gram neg. Stäbchen (Pyocyaneus)	Protektive Isolation Dekontamination (Haut, ORL-Bereich, Magendarmtrakt)	Breitspektrum Antibiotica Immunglobuline i.v.
Candida Aspergillus	Nystatin Luftfiltration (HEPA*)	Amphothericin B
Pneumocystis carinii	TMP-SMZ (Bactrim^R)	TMP-SMZ Pentamidin
Cytomegalie Virus (CMV)	Transfusionen nur mit CMV neg. Blutprodukten CMV-Hyperimmunserum	?
Herpes simplex Virus Varicella-Zoster Virus	Acyclovir VZV-Hyperimmunserum	Acyclovir Acyclovir Vidarabin

* HEPA: High Efficiency Particulate Air Filter

Der Infektionsprophylaxe kommt eine besonders wichtige Bedeutung zu. Bei der kompletten protektiven Isolation werden die transplantierten Kinder während 4 - 6 Wochen in keimfreien Laminar air flow Räumen gehalten. Sämtliche Gegenstände und ebenso die Nahrung, die in den keimfreien Raum gelangen, müssen sterilisiert sein. Hautwaschungen mit

Chlorhexidin und nicht absorbierbare Antibiotica per os und topisch sollen die endogene bakterielle Flora des Patienten möglichst reduzieren.

4.4 Graft-versus-Host Disease (GVHD)

Die Graft-versus-Host Disease ist eine charakteristische Komplikation der allogenen Knochenmarkstransplantation. Sie beruht auf einer immunologischen Reaktion des Transplantates gegen seinen Wirt. Auch wenn Spender und Empfänger völlig HLA identisch sind, muss man bei 30 - 60 % der transplantierten Kinder mit einer GVHD rechnen. Bei Erwachsenen ist sie nicht nur häufiger, sondern sie verläuft hier auch schwerer.

Man unterscheidet zwischen akuter und chronischer Form der GVHD. Die akute GVHD entwickelt sich in den ersten 100 Tagen nach Knochenmarkstransplantation und befällt mit unterschiedlicher Intensität Haut, Leber und Gastrointestinaltrakt. Der leichteste Grad (I) der GVHD beschränkt sich auf die Haut und manifestiert sich als maculopapulöses Exanthem. Mittelschwere bis schwere Grade (II - IV) sind charakterisiert durch stärkeren Hautbefall bis zur generalisierten Erythrodermie mit Blasenbildung und Desquamation, meist kombiniert mit massiven Bauchschmerzen und profusem Durchfall als Zeichen der Mitbeteiligung des Magendarmtraktes. Bei Leberbefall ist gewöhnlich ein cholostatischer Ikterus vorhanden.

Die chronische GVHD entwickelt sich später als drei Monate nach der Knochenmarkstransplantation entweder aus der akuten Form oder de novo. Sie ist gekennzeichnet durch Befall mehrerer Organsysteme und erinnert an eine Autoimmunkrankheit. Folgende Manifestationen können vorhanden sein: Sklerodermie-ähnliche Hautläsionen, trockene Schleimhäute wie beim Sjögren Syndrom, Oesophagitis, Malabsorption und chronische Hepatitis.

Die wichtigste Massnahme zur Vermeidung einer GVHD ist eine wirksame Prophylaxe. Die klassische Methode besteht in einer Immunsuppression mit Methotrexat in den ersten 100 Tagen nach KMT. Neuer und wirksamer ist die Prophylaxe mit Cyclosporin A, zunächst i.v., später p.o. während mindestens 6 Monaten. Treten trotzdem Exazerbationen der GVHD auf, werden zusätzlich Steroide in hohen Dosen eingesetzt. Da die akute GVHD durch alloreaktive T-Lymphozyten des Spenders in Gang gesetzt wird, sind neuerdings Methoden entwickelt worden, welche die T-Lymphozytenpopulation im Spendermark reduzieren (T-Zell Depletion). Die ersten klinischen Erfahrungen sind vielversprechend.

4.5 Interstitielle Pneumonie

Die nicht bakterielle interstitielle Pneumonie ist eine sehr ernste, therapeutisch kaum zu beeinflussende Komplikation. Sie tritt bei transplantierten Kindern seltener auf als bei Erwachsenen, wo mit einer Inzidenz von 20 - 50 % gerechnet wird. Das mediane Intervall zwischen Knochenmarkstransplantation und Beginn der interstitiellen Pneumonie beträgt etwa zwei Monate. Klinisch ist die Krankheit gekennzeichnet durch Fieber, trockenen Husten, Dyspnoe und Hypoxie. Etwa in der Hälfte der Fälle ist die interstitielle Pneumonie durch ein infektiöses

Agens bedingt. Der häufigste Erreger ist das Cytomegalievirus (CMV).
Bei den übrigen Patienten ist die Ursache in der Lungentoxizität der
vorausgegangenen Chemo- und Radiotherapie zu suchen. Da keine wirksame Behandlung der interstitiellen Pneumonie zur Verfügung steht,
liegt das Schwergewicht in den prophylaktischen Massnahmen: Frühzeitige Transplantation, fraktionierte Ganzkörperbestrahlung, passive
Immunisierung mit Anti-CMV Immunglobulin, Transfusion von CMV-Titer
negativen Blutprodukten.

4.6 Venenverschlusskrankheit der Leber

Bei dieser seltenen Komplikation handelt es sich um einen nicht throm-
botischen Verschluss der kleinen Lebervenen. Die Krankheit präsen-
tiert sich mit Ikterus, Hepatomegalie und Ascites. Der Verlauf ist in
etwa der Hälfte der Fälle letal. Als praedisponierende Faktoren spielen hochdosierte Chemotherapie und Ganzkörperbestrahlung vor der Transplantation eine Rolle.

4.7 Rezidiv der Tumorkrankheit

Nicht immer gelingt es, durch die Konditionierung mit Chemotherapie
und Ganzkörperbestrahlung alle malignen Zellen zu eliminieren. Früher
oder später stellt sich dann ein Leukaemie- bzw. Tumorrezidiv ein.
Leukaemierezidive waren zu Beginn der Transplantationsaera an der
Tagesordnung. Die Rezidivrate konnte drastisch gesenkt werden durch
möglichst frühzeitige Transplantation in stabiler Remission. In unserem Krankengut der letzten 10 Jahre rezidivierten 10 von 42 (24 %)
der wegen Leukaemie transplantierten Kinder und Adoleszenten.

Angesichts der beeindruckenden Liste der Komplikationen, die im Rahmen
einer allogenen Knochenmarkstransplantation auftreten können, darf man
die Erfolge nicht übersehen. Bei der aplastischen Anaemie können heute
immerhin 70 - 80 % der jungen Patienten durch eine Transplantation de-
finitiv geheilt werden. Bei den Leukaemien (ALL 2. Remission, ANLL
1. Remission, CML) sind es zusammengenommen etwa 50 %, die 5 Jahre
rezidivfrei überleben. Wenn es in Zukunft gelingt, die Komplikationen
optimal zu beherrschen, darf man zweifellos noch bessere Resultate erwarten.

Weiterführende Literatur:

Champlin R.E. u. Gale R.P.: The early complications of bone marrow
transplantation. Sem.Haematol. 21: 101-108 (1984)
Engelhard D. et al.: Infections in bone marrow transplant recipients.
J.Ped. 108: 335-346, (1986)
Griscelli D.: Indikationen und Ergebnisse der Knochenmarkstransplanta-
tion. In Hitzig W.H. u. Griscelli G.: Pädiat.Immunologie, Stuttgart,
Thieme (1986)
McGlave P.B. et al.: Allogeneic and autologous bone marrow transplan-
tation. In Hoffbrand A.V. (ed.): Recent Adv. Haematol. 4, London,
Churchill Livingstone (1985)
O'Reilly R.J. et al.: Marrow transplantation for congenital disorders.
Semin. Haematol. 21: 188-221 (1984)
Quinn J.J.: Bone marrow transplantation in the management of childhood
cancer. Ped.Clin.N.A. 32: 811-833 (1985)

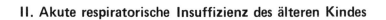

II. Akute respiratorische Insuffizienz des älteren Kindes

Die akute Obstruktion der oberen Luftwege

M. Rutishauser, A. Amacher, J. Günthard
Universitätskinderklinik Basel

Die akute Obstruktion der oberen Luftwege spielt in der pädiatrischen Intensivmedizin eine relativ wichtige Rolle. Wegen verschiedenen anatomischen (engste Stellen: Stimmbänder; noch etwas enger: subglottischer Raum (rasche Schwellung des lockeren Gewebes. Cricoid von Knorpel umgeben, deshalb keine Ausdehnung möglich) und physiologischer Eigenheiten besteht vorallem beim Säugling und Kleinkind die Gefahr einer totalen Obstruktion oder einer lebensgefährlichen respiratorischen Insuffizienz.

Wichtig ist in dieser Situation die rasche und sichere Diagnose sowie die Beurteilung des Schweregrades der Atemnot. Es soll nur das Richtige und Nötige getan werden; das Uebereilte und Unnötige sollte man unterlassen. Es wird hier die Pathophysiologie, die klinische Beurteilung und die Differentialdiagnose der oberen Luftwegsobstruktion besprochen. Zum Abschluss werden bei den beiden häufigsten Krankheitsbildern der Epiglottitis und dem Pseudocroup kurze klinische und therapeutische Bemerkungen angebracht.

Pathophysiologie

Zur Sicherung des Gasaustausches der Lungen sind eine genügende alveoläre Ventilation sowie eine gleichmässige Belüftung aller durchbluteter Lungenabschnitte wichtig. Wenn die funktionelle Residualkapazität ein kritisches Mass unterschreitet, so kommt es zu einem Verschluss der kleinen Luftwege, die beim Säugling und Kleinkind sowieso sehr eng und unstabil sind. So werden respiratorische Einheiten vom normalen Gasaustausch ausgeschlossen. Es entsteht ein intrapulmonaler Rechts-Links-Shunt und so eine arterielle O_2-Untersättigung.

Eine zweite Tatsache, die wahrscheinlich eine grössere Rolle spielt als früher vermutet, ist die Entstehung eines interstitiellen Lungenödems durch die evtl. längere Zeit bestehenden stark negativen inspiratorischen intrathorakalen Drucke (Pleuradrucke wurden bis jetzt noch nie gemessen, sind aber noch negativer als die intratrachealen Drucke (bis -50cmH20)). (Kanter, Watchko). Der negative Pleuradruck der auf das Interstitium übertragen wird, reduziert den Druck um die Lungengefässe. Ein erhöhter hydrostatischer Druckgradient führt so zu einer Wasseransammlung. Häufig ensteht das Lungenödem aber erst nach dem Beheben der akuten Obstruktion, d.h., nach der Intubation. Der Grund dafür ist das Ansteigen des interstitiellen Druckes mit einem Eindringen der Flüssigkeit in die Alveolen, bevor die lymphatischen Gefässe und die Kapillaren die interstitielle Flüssigkeit abtransportieren können.

Ein weiterer pathophysiologischer Faktor sind die noch wenig stabilen grossen Luftwege (vor allem die extrathorakal gelegenen), die bei stark negativen intrathorakalen Drucken (z.B. bei der Inspiration gegen ein Hindernis) eine starke Kollapstendenz aufweisen. So kommt es zu einer zusätzlichen Obstruktion, die evtl. durch mechanische Faktoren wie ungenügender

Abtransport des Sekretes noch verstärkt wird.

Schwere Obstruktionen der oberen Luftwege können evtl. auch Auswirkungen auf den Kreislauf haben. Man registriert dann einen paradoxen arteriellen Puls wie bei einem Pericarderguss oder einem schweren Asthmaanfall. Dieser kommt wahrscheinlich zustande durch einen verminderten pulmonalvenösen Rückfluss ins linke Herz infolge vergrösserter Kapazität der Lungenvenen während der Inspiration.

Klinik und Diagnose

Blutgasmässig führt die Obstruktion der oberen Luftwege zu einer arteriellen Hypoxämie (Partialinsuffizienz) und bei starker Ausprägung zu einer Hyperkapnie (Globalinsuffizienz). Das Ziel der hauptsächlich supportiven Therapie muss also die Aufrechterhaltung der nötigen paO_2 resp. $paCO_2$-Werte durch Sauerstoffgabe, Beatmung mit der Maske oder Intubation resp. Tracheotomie sein.

Der Schweregrad der Obstruktion sollte primär auf Grund von klinischen Kriterien und nicht anhand von arteriellen Blutgaswerten gestellt werden. Wichtig ist die Beurteilung der Hautfarbe (Cyanose), der Atmung (Atemfrequenz, Dyspnoezeichen), die Registrierung des Lufteintrittes (axillär, mit Hilfe des Bewusstseinszustandes (unruhig-ängstlich oder somnolent-soporös). Zur weiteren Verlaufsbeurteilung in der Klinik sind pCO_2 resp. pO_2-Messungen mittels Hautsonden natürlich sehr nützlich und erleichtern die Intubationsindikation.

Bei der Diagnostik geht es vor allem um die Unterscheidung supraglottische oder subglottische Stenose. Bei der supraglottischen Obstruktion ist der Stridor inspiratorisch und karchelnd, die Stimme belegt-klosig; meist sind ein Speichelfluss, eine Dysphagie sowie Halsschmerzen vorhanden. Der bellende Husten fehlt. Das Kind nimmt eine extreme Schonhaltung mit nach vorne geschobenem Unterkiefer und halb offenem Mund ein. Es sitzt aufrecht, wobei der Oberkörper nach vorne auf die Arme gestützt wird (Tripod-Position). Bei der subglottischen Stenose ist ein scharfer lauter Stridor nicht nur während der Inspiration sondern auch während der Expiration hörbar. Die Stimme ist meist heiser; der bellende Husten ist praktisch obligat. Halsschmerzen sind selten vorhanden.

Auf Grund dieser klinischen Zeichen und der Anamnese lässt sich meist eine Wahrscheinlichkeitsdiagnose stellen, so dass man von unnötigen und belastenden Untersuchungen wie einer forcierten Racheninspektion, einer Laryngoskopie ohne Narkose oder unnötigen radiologischen Abklärungen absehen kann.

In der Folge nun einige Bemerkungen zu den beiden häufigsten Krankheitsbilder der akuten oberen Luftwegsobstruktion; (Tabelle) der Epiglottitis und der Pseudocroup.

EPIGLOTTITIS

Die Epiglottitis ist sicher die häufigste supraglottische Erkrankung. Es handelt sich um eine Infektion mit Hämophilus influenzae Typ B (nachweisbar in 70% in der Blutkultur).

Dabei sind nicht nur die Epiglottis sondern auch andere supraglottische Strukturen wie z.B. die aryepiglottische Fal-
ten entzündlich verändert. Befallen sind meist Kinder zwischen 2-6 Jahren. Wegen den häufig vorhandenen Halsschmerzen
bei Krankheitsbeginn, wird oft die Fehldiagnose "Angina" gestellt. Man sollte aber unbedingt auf die vorher beschriebenen klinischen Zeichen einer supraglottischen Stenose achten. Im Zweifelsfalle ist eine vorsichtige Racheninspektion
zur Verifizierung der hochroten geschwollenen Epiglottis erlaubt (Cave Forcierung! Gefahr der vollständigen Obstruktion
oder eines Vagusreflexes). Wegen der meist notwendigen Intubation, sollte das Kind im Verdachtsfall sobald wie möglich
in ein geeignetes Spital mit einer routinierten Anaesthesie
transportiert werden. Während dem Transport muss unbedingt
die Möglichkeit einer Sauerstoffgabe und Beatmung mit der
Maske und Beutel vorhanden sein.

Nach unseren eigenen Erfahrungen mit der Krankheit in den
letzten 25 Jahren lohnt es sich, die Kinder zur Intubation
mit Halothan/Sauerstoff zu narkotisieren; dann zuerst oral
und erst nach der Sicherung des Luftweges nasal zu intubieren.
Wegen der in letzter Zeit festgestellten Ampicillin-resisten-
ten Hämophilus influenzae-Stämmen, sollte die heutige anti-
biotische Therapie mit Augmentin i.v. durchgeführt werden.
Der Verlauf ist bei schneller Diagnose und der oben aufge-
führten Therapie günstig. Das Kind kann meist nach 24-36
Stunden extubiert und nach 3-4 Tagen nach Hause entlassen
werden.

"Pseudocroup"

Der "Pseudocroup" ist nach dem heutigen Wissensstand eigentlich ein Syndrom. Folgende Erkrankungen führen dazu:

1. Der akute infektiöse oder virale Pseudocroup: der meist
durch Parainfluenzaviren verursacht wird. Wegen der vorhandenen subglottischen entzündlichen Veränderung, besteht nicht
nur ein inspiratorischer sondern immer auch ein mehr oder
weniger ausgeprägter exspiratorischer Stridor. Daneben sind
eine heisere Stimme und ein bellender Husten typisch.

Nur in schweren Fällen - Erschöpfung des Kindes - muss bei
Nichtansprechen auf die übliche Therapie (Beruhigung, Luft-
befeuchtung, abschwellende Medikamente) intubiert werden.
Dabei sollte ein möglichst kleiner nasotrachealer Tubus
(Druck auf das entzündlich veränderte subglottische Gewebe)
verwendet werden. Der Tubus sollte im Gegensatz zur Epiglottis länger, d.h. meist über 3-5 Tage belassen werden.

2. Der spastische Pseudocroup ("spasmodic croup"): der reci-
divierend immer wieder bei banalen Erkältungen auftritt.
Grundlage scheint eine hyperreaktive Schleimhaut im Bereich
des Larynx und der Trachea zu sein. Typisch ist das plötzliche Auftreten (meist Nachts, "aus heiterem Himmel") und der
kurze, nur wenige Stunden dauernde Verlauf. Ein Zusammenhang
mit allergischen Krankheiten wird vermutet (Zach et al.).
Typisch ist das gute Ansprechen auf Corticosteroide.

TABELLE

URSACHEN DER AKUTEN OBSTRUKTION DER OBEREN LUFTWEGE

Supraglottisch	Subglottisch
Epiglottitis	viraler Pseudocroup
Retropharyngealabszess	bakt. Laryngotracheitis
Peritonsillärabszess	Tumoren (Papillom)
Tonsillenhypertrophie	Missbildungen (Trachea)
Glottisödem	Trauma
Tumoren (Papillom)	Fremdkörper
Fremdkörper	

3. Die bakterielle Larygotracheitis (Pseudomembranöser Croup)

Typisch für diese in den letzten Jahren vermehrt aufgetrete-
ne Erkrankung (Friedman et al.), ist der schwere Verlauf mit
hohem Fieber ähnlich wie bei einer Epiglottitis. Eine Intubation ist fast immer nötig. Dabei muss zuerst viel dick-
flüssiges, mucopurulentes Sekret aus der Trachea abgesaugt
werden. Erreger sind meist Staph. aureus hämolytikus seltener Hämophilus influenzae. Eine entsprechende i.v. antibio-
tische Behandlung hat immer zu erfolgen.

Literatur

1. Friedman E.M., K. Jorgensen, G.B. Healy, T.J. Mc Gill:
   Bacterial Tracheitis. Two Year-Experience Laryngoscope
   (1985) 95, 9-11

2. Kantner R.K., J.F. Watchko: Pulmonary edema associated
   with upper airway obstruction. AJDS (1984) 138, 356-358

3. Zach M., A. Erben, A. Olinsky: Croup, recurrent croup,
   allergy and airways hyperreactivity. Arch Dis Childh.
   (1981) 56, 336-341

Anschrift des Verfassers:

PD Dr. M. Rutishauser
Universitäts-Kinderklinik
Römergasse 8
CH-4058 Basel

Pathophysiologie und Therapie der akuten respiratorischen Insuffizienz (ARI) beim Kind

J. Pfenninger, Abteilung für Intensivpflege, Universitäts-Kinderklinik
Bern

Das Kind nimmt eine Mittelstellung ein zwischen dem Neugeborenen und dem
Erwachsenen, zwei Lebensabschnitten mit gut definierten anatomischen und
physiologischen Grössen der Atmung. Die intensivmedizinisch wichtigen Unterschiede (Neugeborenes vs. Erwachsener) sind in Tabelle 1 gegenüberge-
stellt, für das Kind muss je nach individuellen Gegebenheiten interpoliert
werden.

Tabelle 1: Anatomische und physiologische Unterschiede Neugeborenes - junger Erwachsener

	Neugeborenes	Erwachsener
O2-Verbrauch	6-8 ml/kg/'	3 ml/kg/'
Closing capacity der Lungen	grösser als funktio- nelle Residualkapazi- tät (FRC)➔ tiefere Normwerte für paO2	kleiner als FRC (ab 5-7 Lebensjahre)
Verhältnis alveoläre Ventilation/FRC	hoch	tief
obere Atemwege	leicht kompromittier- bar (Obstruktion), eng- ste Stelle auf Höhe des Cricoid	stabil, engste Stelle auf Niveau der Glottis (ab 10- 12 Jahren)
tiefere Atemwege	kleine Lumina, leicht verformbar	grosslumig, stabil
Steuerung der Atmung Schutzreflexe	unreif, Hypoxämie wirkt depressorisch; anstelle von Hustenreflex oft Apnoe	Hypoxämie wirkt stimulie- rend; Hustenreflex vor- handen (nach Neugeborenen- periode)
Thorax/Zwerchfell	horizontale Rippen- stellung, Zwerchfell nicht voll differen- ziert ➔ fast ausschliess- liche Zwerchfellatmung, rasche Erschöpfbarkeit	schräge Rippenstellung, Gehalt des Zwerchfelles an slow twitch fibers 50-55 % (ab 7-8 Monaten)

Zusammenfassend muss festgestellt werden, dass das Neugeborene eine Reihe von respiratorischen Handicaps aufweist, die jedoch in den ersten Lebensmonaten bis Lebensjahren verschwinden. Diese Tatsache erklärt auch, wieso vor allem das Neugeborene und der Säugling, jedoch auch das Kind rascher respiratorisch dekompensieren können als der Erwachsene. Ungünstig wirkt sich auch der tiefe Hämoglobingehalt des Blutes des Säuglings und des Kleinkindes aus (physiologische Anämie), indem sich eine Cyanose erst bei sehr tiefen paO2-Werten erkennen lässt (bei einem Hb von 10 g% erst unter einem paO2 von 30 mmHg).

Eine respiratorische Insuffizienz ist definiert als Versagen der Lungenfunktion in der Aufnahme von O2 und Abgabe von CO2. Zur funktionellen Diagnosestellung sind wir somit auf die Bestimmung der arteriellen Blutgase angewiesen. Eine ARI kann bedingt sein:
1. Durch ein Versagen des neuromuskulären Appartes (pump failure), charakterisiert durch Hyperkapnie und Azidämie (Beispiel: residueller neuromuskulärer Block nach Allgemeinanästhesie),
2. durch ein Versagen der gasleitenden und gasaustauschenden Strukturen (lung failure), charakterisiert durch arterielle Hypoxämie (Beispiel: adult respiratory distress syndrome) oder
3. durch eine Kombination von 1 und 2.
Eine wichtige Dimension stellt die Grösse des Stoffwechsels (O2-Verbrauch, CO2-Produktion) dar (vgl. maligne Hyperthermie). Nicht zu verwechseln mit dem funktionell klar definierten Begriff der ARI sind die klinischen Zeichen der Atemnot, die je nach ihrer Manifestation in allgemeine (Schwitzen uä), respiratorische (Tachypnoe ua), kardiovaskuläre (Tachykardie ua) und neurologische (Coma, Krämpfe ua) eingeteilt werden können.
Die Evaluation des Kindes mit Atemnot und fraglicher ARI umfasst Anamnese und klinische Untersuchung, die Bestimmung der arteriellen Blutgase (oder ihrer Aequivalente) und ein Thoraxröntgenbild. Damit sollte es in der Regel möglich sein, eine nosologische und funktionelle Diagnose zu stellen. Diese Unterscheidung ist insofern wichtig, als auch die Therapie zwei Aspekte hat, nämlich einerseits die kausale Therapie der Grundkrankheit, die zur ARI geführt hat und andererseits die rein supportive Behandlung der ARI. Letztere zielt im Endeffekt auf eine Wiederherstellung eines möglichst normalen milieu intérieur in Bezug auf Oxygenation und CO2-Elimination. Eine Uebersicht über das therapeutische Armamentarium ist in Tabelle 2 gegeben:

Tabelle 2: Therapeutische Möglichkeiten

- O2-Zufuhr (via Nasenkatheter, Maske, Endotrachealtubus ua)
- Befeuchtung der Atemgase, Aerosoltherapie, Physiotherapie, Absaugen der Atemwege
- Medikamente: Naloxon, Prostigmin, Coffein, Aminophyllin, Beta-2-Stimulatoren, Adrenalin ua
- Continuous positive airway pressure (CPAP) via nasalen Tubus bzw. Maske
- Künstlicher Atemweg (oro- oder nasotracheale Intubation, Tracheostomie)
- Künstliche Beatmung (meist in Form von CPPV = continuous positive pressure ventilation oder IMV = intermittent mandatory ventilation; Entwöhnung via CPAP)

Die Indikation zur künstlichen Beatmung wird durch verschiedene Faktoren beeinflusst wie Grundkrankheit, Verlauf der ARI, klinischer Zustand des Patienten, Ausmass der Hypoxämie (beurteilt anhand des alveolo-arteriellen O2-Gradienten bzw. arterio-alveolären O2-Quotienten, beide ein Mass des intrapulmonalen Rechts-Links-Shuntes) und arteriellem pH bzw. $paCO_2$. In der Regel sind rein auf Blutgase bezogen paO_2-Werte < 50-60 mmHg bei einem FIO_2 > 0,6 bzw. ein akuter Anstieg des $paCO_2$ > 50-60 mmHg die entscheidenden Limiten zur künstlichen Beatmung, oft muss jedoch ein rascher Entscheid ausschliesslich aufgrund von klinischen Kriterien getroffen werden. Mit der künstlichen Beatmung lassen sich die Blutgase am besten manipulieren: Der paO_2 wird durch Anheben des FIO_2 bzw. Wiederherstellung der FRC mit pos. endexspiratorischem Druck (PEEP) verbessert, der $paCO_2$ durch Variation der alveolären Ventilation (Atemfrequenz x Atemzugsvolumen (AZV)). Eine optimale Beatmung liegt im steilen Bereich der Druckvolumenkurve des gesamten respiratorischen Systemes. Ein zu geringer PEEP führt zu einer reduzierten FRC mit vermehrtem intrapulmonalem Rechts-Links-Shunt, ein zu hoher PEEP führt zu einer Beeinträchtigung der Herzkreislauffunktion, vermehrter Totraumventilation und möglicherweise Barotrauma; zu geringe AZV können zu einem ungenügenden Eröffnen des Alveolarraumes führen, zu grosse bergen wiederum das Risiko der negativen Kreislaufbelastung, vermehrten Totraumventilation und des Barotraumas. Leider sind in der Pädiatrie die Möglichkeiten sehr beschränkt, die optimale Lage der Beatmung in Bezug auf Druckvolumenkurve (wegen undichten Systemen) bzw. den besten PEEP in Bezug auf O2-Transport (Pulmonaliskatheter erforderlich) zu bestimmen. (Der beste PEEP ist dann erreicht, wenn beim kleinstmöglichen FIO_2 der grösstmögliche O2-Transport in die Peripherie stattfindet (O2-Transport = Herzminutenvolumen x O2-Gehalt des arteriellen Blutes). Gemäss dieser Formel kommt den Grössen

Herzminutenvolumen, Hämoglobinkonzentration und Sättigung eine überragende
Bedeutung zu). Somit bleibt lediglich der "educated guess" und die "trial
and error" Methode zur Respiratoreinstellung. Neben der erwähnten
Komplikationen der künstlichen Beatmung ist eine Reihe weiterer negativer
Punkte aufzulisten wie Tendenz zur Wasserretention, Risiko nosokomialer
Pneumonie und Sinusitis (bei nasotrachealer Intubation), Traumatisierung
des subglottischen Raumes, akzidentelle Extubation, Verstopfen des Tubus
und andere mehr. Die Indikation zur Beatmung muss deshalb streng indiziert
sein und die Langzeitbeatmung darf nur in einer Intensivstation mit den
nötigen personellen und materiellen Voraussetzungen durchgeführt werden,
wo auch den kleinen pflegerischen Details genügend Rechnung getragen wird.
Neben der eigentlichen Beatmungstechnik ist während der Zeit der künstlichen Beatmung vor allem folgenden Punkten Beachtung zu schenken: Flüssig-
keits- und Elektrolytzufuhr, Ernährungszustand des Patienten und Infekti-
onskontrolle.

Zum Schluss dieses kurzen Exposé seien die Kriterien zur Extubation nach
erfolgreicher mechanischer Beatmung bei ARI aufgeführt (vgl. Tabelle 3):

Tabelle 3: Extubationskriterien

- Patient wach und ansprechbar
- "vernünftige" spontane Atemmechanik: Atemfrequenz, Koordination, Husten-
  stoss
- $FIO_2 < 0,4$, PEEP $<= 4$ cmH2O
- stabile Hämodynamik, Rektaltemperatur $< 38°C$
- CPAP-Periode von 15-240' mit stabilen Blutgasen

Weiterführende Literatur:

1. Gregory G.A.: Respiratory care of the child. Critical Care Medicine 8:
   582, 1980

2. Gregory G. A.: Respiratory failure in the child. Churchill Livingstone
   New York 1981

3. Muller N. L., Bryan A. C.: Chest wall mechanics and respiratory muscles
   in infants: Pediatric Clinics of North America 26: 503, 1979

4. Newth C. J. L.: Recognition and management of respiratory failure. Pediatric Clinics of North America 26: 617, 1979

HFOV (high frequency oscillatory ventilation) zur Behandlung bei schwerem ARDS beim Kleinkind

---

G.Trittenwein (1), O.A.Juergenssen (1), W.F.List(2)

Paediatrische Intensivstation der paediatrischen Abteilung Wr. Neustadt, Oesterreich (1),
Klinik fuer Anaesthesiologie der Universitaet Graz, Oesterreich (2)

PROBLEMSTELLUNG

Das ARDS des Kleinkindes stellt fuer die paediatrische Intensivmedizin ein bedeutsames und in seiner Quantitaet zunehmendes Krankheitsbild dar. Insbesondere zunehmende Unfallszahlen im Kindesalter wie auch verbesserte intensivtherapeutische Moeglichkeiten, schwerste septische Zustandsbilder trotz Multiorganversagen doch noch erfolgreich zu behandeln, fuehren in zunehmenden Masse zum Auftreten dieses Krankheitsbildes = der gemeinsamen Endstrecke des Lungenversagens: dem ARDS (adult respiratory distress syndrome)
Dabei liegen einerseits eine stark verminderte FRC und Compliance sowie eine zunehmende Diffusionsbarriere fuer den pulmonalen Gasaustausch sowie andererseits oft ein gesteigerter Sauerstoffverbrauch wie z.B. bei septischen Patienten vor. Die daher oft rapid einsetzende respiratorische Insuffizienz zwingt haeufig bei einem schon durch Vielfachorganversagen belasteten Kind zur maschinellen Beatmung mit oft erheblichen Beatmungsparametern d.h. hohem mittlerem Atemwegsdruck und hoher FIO2 bereits a priori. Bei durch die Grundkrankheit sowie die bestehende Hypoxie meist reduzierter zirkulatorischer Kompensationsfaehigkeit wird die pulmonale Perfusion einerseits durch den hohem mittleren Atemwegsdruck sowie bei Kindern noch weiter durch die Tatsache beeintraechtigt, dass im Gegensatz zum Erwachsenen in allen Kreislaufabschnitten physiologischerweise niedrigere Drucke herrschen und daher ploetzlich zur Anwendung gelangende Druckbelastungen schlechter toleriert werden.
Sinkender cardiac output, versiegende Nierenfunktion sowie hepatische und metabolische Dysfunktionen durch Minderperfusion sind die Folgen.
Daher ist beim schweren ARDS im Kindesalter sehr bald der Punkt erreicht, wo auch unter Einsatz aller kreislaufstuetzender Massbnahmen (Volumengabe, Katecholamine u.a.m.) die weitere Steigerung der Beatmungsparameter die bereits katastrophale Gasaustauschsituation weiter verschlechtert denn verbessert.
In dieser Situation haben wir uns bei 2 Kleinkindern, bei welchen einerseits die IPPV einen ausreichenden Gasaustausch nicht mehr gewaehrleisten konnte, sowie andrerseits eine weitere Steigerung der Beatmungsparameter von den Kindern trotz Katecholamingabe und adaequater Fluessigkeitszufuhr nicht toleriert wurde, zur Anwendung einer Beatmungstechnik entschlossen, welche mit Beatmungsfrequenzen von ueber 6oo AZ/min

in diesen Faellen zum Erfolg fuehrte.

Da die Klassifikation der angewandten Beatmung herstellerseits (des eingesetzten Geraetes) als percussiv bzw. sinusoidal wenig therapeutische Bezuege zuliess, fanden wir sie in der gaengigen Nomenklatur der HFOV (high frequency oscillatory ventilation) am nahestehendsten, wobei ueber eine zusaetzlich zu erreichende konvektive Beatmungskomponente noch berichtet wird.

Zuvor hatten wir im Tierversuch sowie bei Erwachsenen in 3 Faellen positive Erfahrungen mit der Methode gewinnen koennen und uns ein Bild ueber die technischen Probleme und moegliche Komplikationen gemacht.

Im Fall 2 waren fuer uns die Erfahrungen von Bodenstein (s. Lit) wichtig, welcher in Wien ueber seine Erfahrungen an ueber 5o Neugeborenen bei IRDS und PFC berichtete.

Die KRITERIEN zur Anwendung der Methode (INDIKATION) waren fuer uns

1.die Unfaehigkeit mit IPPV und FIO2 1,o sowie peak pressure max. 5o cm H2O, PEEP max. 1o cm H2O, jedem versuchten I:E Verhaeltnis und jeder versuchten Beatmungsfrequenz einen paO2 von 6o Torr oder mehr sowie ein pCO2 von unter 5o Torr zu erreichen

2.der abnehmende cardiac output (klinische Beurteilung wie unten beschrieben) bei notwendiger Erhoehung der Beatmungsparameter trotz Einsatz der moeglichen kreislaufstuetzenden Massnahmen.

FALLBESCHREIBUNG

FALL 1

Durch Sturz eines im Wald gelagerten Baumstammes auf den Thorax eines 3jaehrigen Knaben kam es primaer zu einem doppelseitigen Pneumothorax mit ausgedehnten Lungenkontusionen und einer rasch einsetzenden Asphyxie.

Nach notfallmaessiger Thoraxdrainage wurde das Kind per Hubschrauber an die Intensivstation verbracht, wo sich unter IPPV und ueblicher Intensivbehandlung ein ARDS zunehmender Schwere bei rezidivierendem doppelseitigen Pneumothorax entwickelte. Im Verlauf der Krankheit musste der Thorax des Kindes 19mal drainiert und schliesslich thorakotomiert werden. Am 7. Tage der Beatmung kam es trotz ansteigender Beatmungsparameter zur Verschlechterung der Oxygenierung und trotz adaequater Volumszufuhr und Katecholamingabe zum Absinken des Herzzeitvolumens, erkennbar an der verschlechterten peripheren Zirkulation, versiegenden Harnausscheidung, Hepatomegalie, steigendem zentralvenoesen und sinkendem systemarteriellen Druck. Die Indikation zur Anwendung der intermittierenden HFOV – in diesem Fall im Sinne einer Zweifrequenzbeatmung – ergab sich einerseits aus der massiven bestehenden Luftwegsleckage sowie andrerseits aus dem bestehenden ARDS. Abb. 1 zeigt den Beatmungsdruckverlauf. Unsere Erfahrungen bis dahin im Tierversuch sowie bei Einsatz am Erwachsenen hatten gezeigt, dass eine ausreichende CO2 Elimination durch die alleinige HFOV nicht ermoeglicht wurde. Offenbar war ein gewisses Mass an konvektiver Beatmung zusaetzlich notwendig, welches entweder durch zwischengeschaltete IPPV Atemzuege, durch Spontanatmung oder durch periodisch wechselnde Amplituden der oszillierenden Beatmung im Sinne einer periodischen FRC Veraenderung (wie bei Fall 2) erreicht werden musste. In diesem Fall waehlten wir die Zweifrequenzbeatmung mit 2o konventionellen Atemzuegen pro Minute, kurzer Inspirationszeit (etwa o,7 sec) und intermittierender oszillierender Beatmung waehrend der Exspirationsphase der IPPV (s.Abb 2)) , da das Kind waehrend der IPPV relaxiert worden war, und uns die Ergebnisse von Bodenstein (wie im Fall 2) noch nicht bekannt waren.

Nach Applikation dieser Beatmungsform kam es innerhalb kurzer Zeit, bei nun besser tolerierter Volumszufuhr zu einer sichtbaren Verbesserung der peripheren Zirkulation , dem Anstieg des systemarteriellen Blutdrucks ohne weiterem Anstieg des zentralvenoesen Druckes, zum Ansteigen der Harnausscheidung, zum Anstieg des paO2, zum Absinken des pCO2. (Abb.1 zeigt die paO2/FIO2 Verlaeufe). Der Beatmungsspitzendruck konnte von etwa 5o cm H2O unter IPPV auf 4o cm H2O unter der neuen Beatmungsform bei nun befriedigenden Blutgaswerten reduziert werden.

Im Verlauf der folgenden Tage kam es zu einer weiteren Reduktion des FIO2 Bedarfes sowie zu einer raschen Besserung der CO2 Elimination. Nach Verschluss der Leckagen durch Thorakotomie wurde die Relaxierung aufgehoben und nach dem Erreichen einer FIO2 von o,3 bei Beatmungsspitzendruecken von unter 25 cmH2O wurde das Kind ueber high flow CPAP entwoehnt und konnte am 22.ten Krankheitstag extubiert werden. Das Kind verliess ohne neurologische oder andere Defekte das Krankenhaus und dies bestaetigte sich auch bei Kontrollen nach 4 Monaten.

FALL 2

Ein 4jaehriges Medchen entwickelte im Rahmen einer Klebsiellen-sepsis bei eitriger Pericarditis, Pleuritis, Pancreatitis (wahrscheinlich nach einer Coxsackie B Infektion) und paralytischem Ileus , weswegen es laparotomiert wurde, ein schweres ARDS. Am 12. Krankheitstag war es nach notwendiger Steigerung der Beatmungsparameter ueber die erwaehnten Kriterien zu einer zunehmden Verschlechterung des cardiac output gekommen (Beurteilung s.oben).

Da uns zu diesem Zeitpunkt die Ergebnisse von Bodenstein bereits bekannt waren, wandten wir in diesem Fall die von ihm gezeigte kontinuierliche HFOV an, wobei allerdings die Amplitude der Oszillation etwa 4omal pro Minute wechselte (Betamungsdruckkurve siehe Abb.2) , um so einerseits die hohe Beatmungsfrequenz voll ausnuetzen zu koennen sowie andrerseits durch die wechselnde FRC eine gewisse Konvektion zu erreichen. Bei diesem Kinde wurde zur

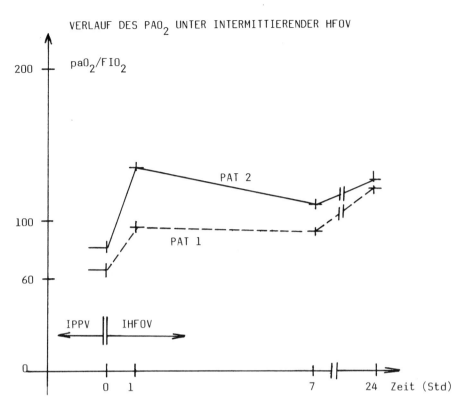

Abb. 1

HFOV eine Relaxierung nicht angewandt, das Kind lediglich sediert
(Pethidin, Diazepam) und es kam nach Umstellen der Beatmung zum
verbesserten Gasaustausch (s.Abb.1) sowohl der Oxygenierung als
auch der CO_2 Elimination. Im Gegensatz zur Situation unter der
IPPV fuehrte eine Volumszufuhr nun zum systemarteriellen
Druckanstieg, die Harnausscheidung kam wieder in Gang und die
periphere Zirkulation besserte sich. Die Hepatomegalie aenderte
sich zunaechst nur gering. Im Gegensatz zu Fall 1 kam es nicht
aehnlich rasch zu einer Senkung des FIO2 Bedarfes, wohl vor allem
auch deswegen, weil die Sepsis noch laengere Zeit nicht
beherrscht wurde. Wie in Abb.2 (Beatmungsdruckverlauf Fall 2) zu
sehen ist, konnte bei zunehmendem Abbau der Sedierung die
Spontanatmung ausgenutzt werden (s.Abb. 2: wellenfoermiger
Spitzendruckverlauf) , wodurch sich der Spitzendruck
senken liess. Nach langsamer Senkung der FIO2 konnte schliesslich
nach Erreichen einer FIO2 von o,3 bei einem Beatmungsspitzendruck
von 25 cm H2O das Kind auf high flow CPAP gesetzt werden und
schliesslich am 23. Tag extubiert werden.
   Auch dieses Kind verliess ohne neurologischen Defekt das
Krankenhaus, ein partieller Hoerverlust - moeglicherweise
nach Aminoglykosidgabe - truebt die Freude ueber den
Behandlungserfolg.

DURCHFUEHRUNG DER BESCHRIEBENEN BEATMUNG

Bei Einleitung der HFOV stellten sich uns eine Reihe von Problemen: Wahl der Beatmungsparameter, Monitoring, Befeuchtung und Erwaermung der Atemgase sowie Kriterien der Entwoehnung. APPARATIV kam in allen von uns bisher angewandten Faellen ein VDR Bird zur Anwendung. Dies deswegen, weil mit diesem Geraet sowohl eine konventionelle Beatmung in praktisch jeder Variation (ausser getriggerten Beatmungsformen) als auch eine oszillierende Beatmung mit wechselnder Amplitude, wechselnder Periodik und wechselnden Druckniveaus durchfuehrbar ist.

Nach Studium der Unterlagen von F.Bird (Manuale zum VDR Bird Apparat) und nach eigenen Erfahrungen im Tierversuch und bei 3 erwachsenen Patienten haben wir nach der Umstellung der Beatmung zunaechst eine BEATMUNGSFORM gewaehlt, welche der zuvor angewandten nahekam, wobei im Fall 1 gegenueber der IPPV die Inspirationszeit vermindert wurde und waehrend der Exspirationszeit die HFOV ueberlagert wurde.

Im Fall 2 kam praktisch, umgibt man die HFOV in ihrem Druckverlauf mit einer Huellkurve, eine einer IPPV Beatmung mit inverser I:E Ratio aehnlichen Beatmungsform zur Anwendung, wobei jedoch statt des Plateaus die Oszillation zur Anwendung kam. (In beiden Faellen war waehrend der ersten Stunden der HFOV Beatmung die zuvor benuetzte Beatmungsmaschine mit der zuletzt angewandten Beatmungseinstellung neben dem Patienten in sofort einsatzbereitem Zustand vorhanden).

Unter diesen Einstellungen war es moeglich, die Beatmungsspitzendrucke genueber der IPPV in der Regel um mindestens 1o cm H2O bereits initial zu senken, ohne eine Verminderung der Oxygenierung, erkennbar am notwendigen FIO2 in Kauf nehmen zu muessen.

Ueber die geraeteseitigen Einstellungsmodalitaten und die apparativen technischen Grundlagen liegen umfangreiche Beschreibungen von F.Bird vor (Manual zum Apparat).

Als geeignetes MONITORING bot sich uns, da die ueblichen (vor allem auf das Beatmungsvolumen bezogene) Parameter in diesem Fall in Stich lassen, die Beatmungsdruckkurve einerseits, vor allem aber das Monitoring des Beatmungseffektes am Patienten (Blutgase, Drucke, Harnausscheidung und last but not least das subjektive Wohlbefinden bei wenig sedierten Kindern) an.

Alarmgroessen waren sowohl Ueberdruck als auch Unterdruck (als Diskonnektionsdetektor), aus der Beatmungsdruckkurve abgeleitet.

Ein wesentliches technisches Problem war fuer uns die BEFEUCHTUNG UND ERWAERMUNG DES ATEMGASES. Die herstellerseits vorgesehene (kalte) Befeuchtung war auch nach Zwischenschalten eines handelsueblichen Verneblertopfes absolut unzureichend. Als einziger praktikabler Ausweg blieb uns die Instillation erwaermter physiol.Kochsalzloesung in den punktierten Tubus ueber eine Kanuele (5-1o ml/m2 KO/h). Trotzdem musste zweistuendlich der Tubus gespuelt und abgesaugt werden. Dieses Problem ist derzeit sicher nicht befriedigend geloest.

Die ENTWOEHNUNG VOM RESPIRATOR brachte sehr viel weniger Probleme als zuvor gedacht. Durch zunehmenden Einbau der

BEATMUNGSDRUCKKURVEN

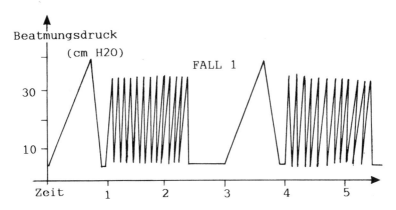

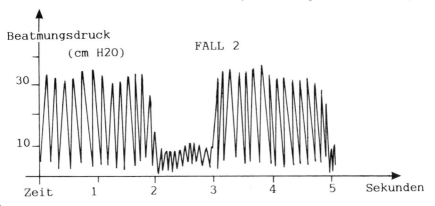

Abb. 2

Spontanatmung in die HFOV, welche von den Patienten gut toleriert
wurde, konnte in Abhaengigkeit von den Blutgaswerten eine
schrittweise Reduktion der FIO2 sowie der Beatmungsdrucke (durch
Verminderung der Oszillationsamplitude, nicht aber der
HFOVfrequenz) vorgenommen werden, schliesslich wurde auch die
Frequenz der konvektiven Zyklen (Anzahl der IPPV Zuege oder der
Amplitudenwechsel) gesenkt. Bei Erreichen einer FIO2 von o,3 und
Beatmungsspitzendrucken von unter 25 cm H2O entwoehnten wir die
Kinder ueber einen selbstgebauten high flow CPAP (Flow etwa 15
l/m2 KO/min) mit belastetem inspiratorischem Reservoir.

DISKUSSION

    Ueber die Wirkweise der von uns angewandten Beatmung gibt es
zwar viele Ueberlegungen, welche jedoch durchaus hypothetischer
Natur sind. Zweifellos spielt die Verbesserung der Diffusion
innerhalb der Luftwege bei Frequenzen ueber 6oo/min eine
wesentliche Rolle fuer die Verbesserung des Gasaustausches . Eine

Rolle, die beim Kind auf Grund der kurzen Atemwege wahrscheinlich noch bedeutsamer als beim Erwachsenen ist.

Der tatsaechlich vorliegende mittlere Atemwegsdruck proximal der Tubusspitze kann bei unseren Patienten schwer beurteilt werden. Die relativ rasche radiologische Aufhellung der Lunge und die Verbesserung der Oxygenierung spricht fuer eine Zunahme der FRC, was moeglicherweise gegen die Vermutung eines niedrigen mittleren Atemwegsdruckes spricht.

Eine Verbesserung des cardiac output — klinisch beurteilt — vor allem eine Verbesserung der Volumentoleranz spricht u.E. fuer eine Verminderung der Rechtsherzbelastung. Moeglicherweise spielt bei der Verbesserung des cardiac output durch die von uns angewandte Beatmungsform die geringere Schwankung des Beatmungsdruckes eine wesentliche Rolle, da gerade bei IPPV mit hohen Drucken erhebliche Lungenperfusionsschwankungen bei Wechsel der Beatmungsdrucke waehrend der Beatmungszyklen vorliegen.

Eine gleichmaessigere Belueftung verschiedener Lungenabschnitte unter HFOV gegenueber IPPV bei schwerem ARDS (bei dem haeufig unter der IPPV der Grossteil des Beatmungsvolumens zum Aufdehnen der Luftwege verlorengeht) scheint durch die radiologischen Befunde bestaetigt zu sein.

Beide Komponenten sprechen fuer ein ausgewogeneres Ventilations/Perfusionsverhaeltnis unter der HFOV als unter der IPPV bei schwerem ARDS.

Ein wesentlicher Punkt liegt zweifellos in der Moeglichkeit fuer den Patienten, unter dieser Beatmung spontan zu atmen, wodurch die Resteigenventilation mitverwendet werden kann und insbesondere die konvektive Ventilationskomponente damit zumindest teilweise erreicht wird. Dadurch kann der mittlere Atemwegsdruck gesenkt werden (da zur Erreichung der konvektiven Komponente nicht oder nur teilweise eine zusaetzliche Erhoehung des Beatmungsdruckes noetig ist).

Sicher spielen noch eine Reihe weiterer beatmmungsphysiologischer Momente eine Rolle, welche hier, groesstenteils weil uns nicht bekannt, nicht diskutiert werden.

Aus dem Gesagten ergibt sich, dass eine rezepthafte Empfehlung zu dieser Betamungsform derzeit noch nicht gegeben werden kann, da viele offene Fragen noch zu klaeren sind.

Unseres Erachtens muss der behandelnde Beatmer sich derzeit noch persoenliche Erfahrung im Tierversuch oder bei schon applizierenden Kollegen aneignen, um die Methode einsetzen zu koennen.

Wir sind jedoch ueberzeugt, dass eine vergleichbare Beatmungsform in aehnlichen Faellen sonst nicht mehr behandelbaren ARDS bei Kleinkindern wertvoll und wahrscheinlich notwendig ist und daher die logistische Untermauerung vorangetrieben werden soll.

Lit: Bodenstein, C.J.: Presentation Abstract: Evaluation and Expierence in Neonates with the Bird VDR — 1 Ventilator. Wien, Oktober 1986

Plötzliche Atemnot! Wie soll in der präklinischen Phase vorgegangen werden?

J.S. Kontokollias, N. Cengel, N. Oguz, A. Mantzaris,
E. Husemann

Zentr. Anästhesie-Abtlg. d. Landkreises Uelzen, Uelzen,
und Univ.-Krankenhaus AHEPA, Saloniki (Griechenland)

Die häufigsten Ursachen der plötzlichen Atemnot beim
älteren Kind sind neben Fremdkörperaspiration und Bronchial-
asthma vor allem Pseudokrupp und Epiglottitis. Letzere sind
Krankheiten des superglottischen und subglottischen Areals.
Ein Fremdkörper stenosiert Trachea, Bifurkatio oder Haupt-
bronchien (re. häufiger als li.), sehr selten Bronchien der
dritten Generation. Das Asthma bronchiale manifestiert sich
im Bereich der kleinen und kleinsten Bronchien. Die Atemnot
entsteht durch Stenosierung der entsprechenden Etappe, die
Stridor erzeugt. Nach der Lokalisation der Stenose unterscheiden wir 1. einen inspiratorischen Stridor, der meistens
auf eine Stenose der oberen Luftwege zurückgeführt wird,
2. einen Stridor während Exspiration, der eher beim Asthma
bronchiale entsteht, und 3. einen Stridor während In- und
Exspiration, der für eine Stenose durch Fremdkörper spricht,
wobei hier die Klinik von der Form, der Größe und dem Sitz
des Fremdkörpers und letztlich vom Alter des Kindes abhängt.
Ferner differenzieren wir den Stridor unter Ruhebedingungen
nach seiner akustischen Intensität in 3 Stadien: 1. den
Stridor, der mittels eines Stethoskops hörbar wird, 2. den
Stridor, der deutlich auch ohne Stethoskop hörbar ist und
3. den lauten Stridor (Zimmerlautstärke). Klinisch relevant
sind Stadium 2 und 3.

Im Zustand der Atemnot unterscheiden wir nach den klinischen
Kriterien 3 Phasen: 1. die Phase der respiratorischen Kompensation: Das Kind sieht normal rosig aus, weist aber Nasen-
flügeln, supra- und infrasternale Einziehungen auf, ist normo-
oder meistens tachypnoeisch. Die Blutgaswerte sind bereits in
dieser Phase gestört. In Korrelation zu dieser Phase ist das
Verhalten des Kindes ängstlich/weinerlich, es greift nach der
Mutter und klammert sich an sie; das Kind ist ferner unruhig
und schreit. Die 2. Phase ist die Phase der respiratorischen
Dekompensation: Das Kind ist zyanotisch oder blaß-grau, weist
thorakale Einziehungen und tiefe Atemzüge auf, ist tachykard
und schwitzt. Sein Verhalten ist weinerlich-traurig, es wirkt
konzentriert auf die Atmung und weist eine herabgesetzte
Körperaktivität bei beginnender Erschöpfung auf. Die letzte
Phase ist die praeterminale Phase: Es bestehen eine Brady-
pnoe und eine Bradykardie; der Stridor ist leise (!). Das
Kind ist apathisch. Die Erstmaßnahmen in der Phase der respiratorischen Kompensation außerhalb des Hospitals bestehen
in der Beruhigung der Eltern sowie der Beruhigung und Sedierung des Kindes. Zur Sedierung können Chloralhydrat-,Diazepam-
oder Promethazin-Zäpfchen verwendet werden. Das gilt gleicher-
maßen für die Fremdkörperaspiration, den Asthmaanfall und den
Pseudokrupp. Bei der Epiglottitis können wir eine Sedierung
nicht empfehlen, da hierdurch eine Zunahme der Beschwerden

durch Erschlaffung der Pharynx-/Larynxmuskulatur eintreten
kann. Dies haben wir in der Klinik wiederholt beobachten
können.

Die Anamnese muß vom Hausarzt sorgfältig erhoben werden, um
schon im Vorfeld eine Differenzierung treffen zu können.
Während der praeklinischen Differenzierung geht es vor allem
darum, die etwas seltene aber umso gefährlichere Epiglottitis
zu erkennen. Sie stellt eine schwere Erkrankung dar, die un-
behandelt in einer Häufigkeit von mehr als 8 % letal endet.
Bespielsweise ist das plötzliche Auftreten einer Atemnot für
die Aspiration eines Fremdkörpers charakteristisch. Die Aspiration erzeugt akut Husten, kann auch Bronchospasmus provo-
zieren und ist dann von einem Asthmaanfall abzugrenzen. Im
Notdienst wird deshalb besonderes Gewicht auf Anamnese, In-
spektion und Auskultation gelegt. Die Hauptsymptome, die im
Rahmen des Notdienstes zur Differenzierung der Atemwegs-
affektionen beitragen, werden in Tabelle 1 zusammengefaßt.

Das therapeutische Konzept ist situationsabhängig und ziemlich
monoton, da immer wieder O_2-Gaben, Maskenbeatmung und Intubation gefordert werden (Abb. 1). Entsteht der Verdacht der
Epiglottitis muß durch solche Maßnahmen die Zeit bis zur Intensivstation und Intubation überbrückt werden. Wir halten die
frühzeitige Intubation gerade für die Epiglottitis für indiziert. Wir erlebten in der Klinik den Fall eines zweijähri-
gen Jungen, bei dem unsere konservative Handlungstaktik
während eines Erstickungsanfalles und wegen der Unmöglichkeit
der Intubation und auch der Maskenbeatmung zur Nottracheo-
tomie führte. Das ist eine unnötige Eskalation. Bei Epiglottitis ist die Intubationsdauer kurz und die Komplikationsrate
nahezu null, so daß wir eine Tracheotomie hier für absolut
unangebracht halten.

Beim Pseudokrupp bringen die Anfeuchtung der Luft und die
Sedierung bereits praehospital große Erleichterung. Die Sedierung führt zur Reduzierung des Druckgradienten transsteno-
tisch, so daß die sehr starken Turbulenzen abnehmen und sich
eine annähernd normale tracheobronchiale Strömung einstellt
(Kombination von turbulenter und laminärer Strömung). Rasche
Besserung kann evtl. auch im Rahmen des Rettungsdienstes die
lokale Applikation von Dexamethason herbeiführen. Pseudokrupp stellt derzeit die häufigste Ursache der akuten Atemnot
beim älteren Kind dar.

Unsere Erfahrungen beziehen sich auf die Analyse von 281
Pseudokruppfällen, die wir in den letzten 12 Jahren stationär
behandelten. Die Knaben waren mit 177 Fällen (63 %) in der
Mehrzahl. Der Altersgipfel lag im 2. Lebensjahr (6 Monate bis
5 Jahre), das jüngste Kind war 2 Monate, das älteste 13 Jahre
alt. 181 (65 %) der Kinder erkrankten an Pseudokrupp während
der Monate September bis Februar (Herbst und Winter), die
übrigen 100 Kinder in den Monaten März bis August. Bei der
überwiegenden Mehrzahl von 87 % begann die Erkrankung in den
späten Nachmittags- bzw. Abend- und Nachtstunden. 15 Kinder
(5,3 %) bedurften der Intensivüberwachung. Davon wurden nur
4 (1,4 %) intubiert, alle 4 waren kleinere Kinder, was lediglich auf die anatomische Enge des subglottischen Areals im
jungen Alter hinweist.

Hauptsymptome	Asthma	Fremdkörper	Epiglottitis	Pseudokrupp
Plötzliches Auftreten		++	+	(+)
ausgeprägtes Krankheitsgefühl	+		++	
Jahresabhängigkeit	(+)			+
Stridor		(+)	+	+
Bronchospasmus	++	(+)		
Husten		+		+
Fieber	(+)		+	
Schluckbeschwerden			+	
Halsschmerzen			+	
Speichelfluß			+	

Tabelle 1

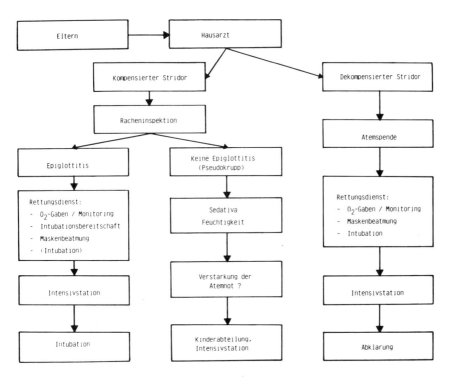

Abbildung 1

Ein interstitielles Lungenoedem wurde bei unserem Patienten-
kollektiv nicht beobachtet.Die Manifestationsdauer der Erkrankung ist relativ kurz. 24 % der Kinder gesunden bereits
in den ersten 2 Tagen, 59 % in den ersten 4 Tagen und 74 %
in maximal einer Woche.

Die Erkrankungshäufigkeit der bei uns stationär behandelten
281 Pseudokrupp-Kinder ist im Hinblick auf eine Zunahme
der Erkrankung in den letzten Jahren unauffällig. In dem vom
Kreiskrankenhaus Uelzen betreuten Gebiet blieben die Pseudokruppfälle der letzten 6 Jahre anzahlmäßig gleich, 148 Fällen
stehen 134 aus den Jahren 1975 bis 1980 gegenüber. Daraus
läßt sich schließen, daß in diesem Gebiet im Gegensatz zu
umweltmäßig stark belasteten Regionen (z.B. Ruhrgebiet)
keine Zunahme der Pseudokruppfälle seit 1975 zu verzeichnen
ist. Das Gebiet gilt als wenig umweltbelastet. Die Schwefel-
dioxidwerte sind in der Regel in einer Konzentration 20-25
$\mu g/m^3$ Luft nachweisbar. Diese Werte können bis 70 $\mu g/m^3$
ansteigen, haben aber nach unseren Informationen niemals
Werte von über 100 $\mu g/m^3$ Luft erreicht.

Es läßt sich demnach sagen, daß Pseudokrupp eine gutartige
Erkrankung ist, die ausgesprochen selten zur Dekompensation
der Atmung führt. In keinem unserer Fälle mußte praeklinisch
intubiert oder maskenbeatmet werden.

III. Die Hirnblutung des kleinen Frühgeborenen

Volker v. Loewenich und Ernst Halberstadt

Unsere Studie basiert auf einer sehr einfachen klinischen Beobachtung: Kleine Frühgeborene, die nach der Geburt reichlich subkuta-
ne Haematome aufwiesen, hatten eine schlechtere Prognose als un-
verletzt aussehende Kinder: Frühgeborene mit Haematomen wiesen
eine höhere Sterblichkeit und eine deutlich höhere Inzidenz intraventrikulärer Blutungen (IVH) auf, anscheinend auch schwerere
Atemstörungen. Letzteres ließ sich rechnerisch bislang nicht unter-
mauern. IVH's traten indessen bei "gequetschten" Patienten wesentlich häufiger auf. Diese Beobachtung führte zu dem Konzept der
"mechanisch sanften Geburt":

"Mechanisch sanfte Geburt":

Voraussetzung: Das Kind befindet sich in Schädellage, die Frucht-
blase ist intakt.
Dann erfolgt die vaginale Geburt unter Peridural-Anaesthesie zur
Ausschaltung des Preß-Zwanges. Nach Anlegen einer ausgiebigen
Episiotomie wird das Kind über ein breites Speculum in der mög-
lichst lange erhaltenen Fruchtblase geboren.
Ist die o.g. Voraussetzung nicht gegeben, erfolgt die Geburt durch
Sectio caesarea (CS).

Material und Methoden:

Die Patienten-Daten finden sich in den Tabellen 1, 6, 7 und 8.
Kinder mit einem postmenstruellen Gestationsalter über 30 Wochen
wiesen im Berichtszeitraum keine IVH auf, weshalb nur Frühgeborene mit einem Gestationsalter unter 211 Tagen p.m. in die Studie
aufgenommen wurden. Das Gestationsalter ergab sich aus der Regel-
anamnese und Ultraschall-Daten aus der Frühschwangerschaft. Anhand des BALLARD-Scores wurde eine Plausibilitätskontrolle durchgeführt.
Der Geburtshelfer unter den Autoren (E. H.) klassifizierte den
Geburtsmodus jedes Kindes in "mechanisch schwer" bzw. "mechanisch
leicht" ohne zu wissen, ob eine IVH aufgetreten war oder nicht.
Die Berechnung der Irrtumswahrscheinlichkeit p erfolgte, soferne
nicht anders angegeben, anhand des Chi-Quadrat-Tests oder, bei
schwach besetzten Vierfeldertafeln, mit dem exakten FISHER-Test.
Reine Keimlagerblutungen (IVH I°) wurden nicht berücksichtigt.

Ergebnisse:

Tab. 1:

132 Frühgeborene "Inborns"

Gestationsalter p.m. unter 211 Tg.

Mittleres Geburtsgewicht 1.069 g

Mittleres Gestationsalter 28 W. + 1 Tg.

IVH II°-IV° 31 (23%)

Tab. 2:

IVH II°-IV° vs. Geburtsmodus

schwer 19 von 28 (68%)
leicht 12 von 104 (12%)

$$p < 10^{-6}$$

Tab. 3:

IVH II°-IV° vs. Sectio-Modus

schwer 11 von 20 (55%)
leicht 11 von 80 (14%)

$$p < 0,000.1$$

Tab. 4:

IVH II°-IV° vs. Modus der vaginalen Geburt

schwer 8 von 8 (100%)
leicht 1 von 24 (4%)

$$p < 10^{-6}$$

Tab. 5:

IVH II°-IV° vs. Methode der vaginalen Geburt
bei Schädellagen

traditionell 4 von 9 (44%)
Speculum 0 von 17 (0%)

$$p = 0,008$$

Tab. 6:

Mittleres Gestationsalter vs. Geburts-Methode

CS 28 W. + 3 T.
vag. 27 W. + 1 T.

$$p < 0,01 \quad (t - \text{Test})$$

Tab. 7:

Mittleres Gestationsalter p.m.
vs. IVH II°-IV°

IVH 28 W. + 0 Tg.
Ø 28 W. + 1 Tg.

n.s. (t-Test)

Tab. 8:

Mittleres Gestationsalter p.m.
vs. Geburtsmodus

schwer 27 W. + 6 Tg.
leicht 28 W. + 2 Tg.

n.s. (t-Test)

Die Zahlen der Tabellen 2 bis 4 zeigen, daß in der Tat eine Beziehung zwischen der mechanischen Schwierigkeit der Geburt und damit auch den auf das Kind einwirkenden Kräften auf der einen und der Häufigkeit der IVH auf der anderen Seite besteht.
Tabelle 3 läßt erkennen, daß die CS nicht per se ein schonender Geburtsmodus sein muß, insbesondere nicht beim Frühgeborenen. Da bei weniger als 30 Gestationswochen ein unteres Uterinsegment noch nicht ausgebildet ist, muß die quere untere Uterotomie durch eine noch dicke und derbe Uteruswand geführt werden, weshalb die Entwicklung des Kindes schwierig sein kann. Um nicht auf einen uterinen Längsschnitt ausweichen zu müssen wurden während des Berichtszeitraumes folgende Konsequenzen gezogen:
Unmittelbar vor der Uterotomie wird ein Tokolytikum intravenös verabfolgt. Die Indikation zur CS wird wo immer möglich gestellt bevor der vorangehende Teil des Kindes in das mütterliche Becken eingetreten ist und von dort u.U. nur mit Mühe mobilisiert werden kann.
Ein günstiger Effekt der CS hinsichtlich der Vermeidung einer IVH läßt sich bei Nicht-Schädellagen in unserem Kollektiv nachweisen: Nach CS hatten 10 von 36 (28 %) Kindern eine IVH, nach vaginaler Geburt 5 von 6 ("83 %") (p = 0,016). Gleiches ließ sich für Schädellagen nicht nachweisen: 12 von 64 (19 %) des CS-Kinder hatten eine IVH gegenüber 4 von 9 ("44 %") Kindern nach traditionell vaginaler Entbindung (p unter 0,09). Günstiger schnitten hier die in erhaltener Fruchtblase über ein Speculum entwickelten Frühgeborenen ab: Keines von 17 hatte eine IVH. Dennoch ist ein Unterschied zu Schädellagen-CS-Kindern nicht zu sichern (p unter 0,06). Dagegen weist Tabelle 5 eine deutliche Überlegenheit der Speculumentbindung über die traditionelle vaginale Entbindung auch bei Schädellagen aus.
Bei extrem niedrigem Gestationsalter wird die Indikation zur CS anfechtbar, wägt man mütterliche Risiken und Überlebenschancen des Kindes gegeneinander ab. Hieraus mag sich das höhere mittlere Gestationsalter der CS-Kinder verglichen mit dem der vaginal geborenen erklären (Tabelle 6). Dennoch kann man einen Selektionseffekt sowohl hinsichtlich der Häufigkeit der IVH bezogen auf das Gestationsalter als auch hinsichtlich einer eventuellen Beziehung zwischen Gestationsalter und Geburtsmodus ausschließen (Tabellen 7 und 8).
Neben der mechanischen Belastung des frühgeborenen Kindes durch den Geburtsvorgang ist auch eine intranatale Asphyxie von Einfluß auf die Häufigkeit der IVH, s. Tabellen 9 und 10. Nur der 5-min APGAR, nicht aber der 1-min Wert, war als Risiko-assoziierter Faktor zu identifizieren. Diesen Beobachtung deckt sich mit der von McDONALD (5).

Tab. 9:

IVH $\geq$ II° vs. Nabel-Art.-pH

< 7.20	9 von	22	(41 %)
> 7.20	17 von	89	(19 %)

p < 0.04

Tab. 10:

IVH ≧ II° vs. 5 - min - APGAR

≤ 5   12 von   23   (52 %)

> 5   19 von   105   (18 %)

p < 0.001

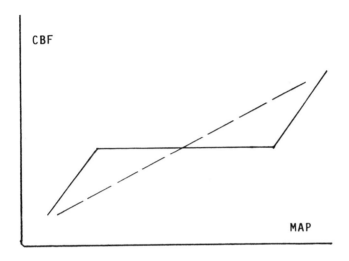

CBF

MAP

Abb. 1:   Autoregulation der Hirndurchblutung, Beziehung zwischen
mittlerem arteriellen Blutdruck (MAP) und cerebralem
Blutfluß (CBF). Normalerweise gilt die durchgezogene
Kurve, nach Ausfall der Autoregulation die unterbrochene
Gerade. In Anlehnung an (4) und (6).

Diskussion:

Der Einfluß einer Traumatisierung sehr unreifer Frühgeborener durch
die Mechanik des Geburtsvorgangs wurde bislang, von einer eigenen
vorläufigen Mitteilung (3) abgesehen, nicht systematisch untersucht, nur einmal beiläufig mit erwähnt (8). Gemeint ist nicht
ein früher oft diskutiertes Schädelhirntrauma, sondern vielmehr eine
Traumatisierung des ganzen kindlichen Organismus, die u.a. einen
Schock zur Folge hat. GODDARD-FINEGOLD (1) konnte durch Volumen-
entzug und sofortige Re-Transfusion intraventrikuläre Blutungen bei
Beagle-Neugeborenen erzeugen und gleichzeitig nachweisen, daß die
Autoregulation der Hirndurchblutung (s. Abb. 1) durch einen Schock
außer Kraft gesetzt wird. Den gleichen Effekt sah LOU (4) nach
längerer Asphyxie.
Dies bedeutet, daß der cerebrale Blutfluß (CBF) nicht mehr in
weiten Grenzen unabhängig ist vom mittleren arteriellen Druck (MAP)
sondern daß das Gehirn jetzt druckpassiv perfundiert wird: Die Perfusion folgt dann der gestrichelten Geraden in Abb. 1, nicht mehr

der durchgezogenen unstetigen Funktion. Eine Erhöhung des MAP kann dann zur Rhexisblutung im Bereich des Keimlagers führen, eine Erniedrigung zu einer Malazie (6). PERLMAN's Befunde (7) können im gleichen Sinne interpretiert werden: Bei schwankendem MAP und gleichsinnig schwankendem CBF, gedeutet als Verlust der Autoregulation der Hirndurchblutung, fand er eine sehr hohe Inzidenz der IVH. Waren MAP und CBF stabil, traten kaum IVH's auf. Allerdings würden wir mittlerweile diese Interpretation doch etwas bezweifeln, nachdem wir einige Male den MAP erst dann instabil werden sahen, nachdem eine IVH gerade aufgetreten war. Nach neuen Befunden von JORCH (2) muß man überdies fragen, ob sehr unreife Frühgeborene überhaupt schon über eine Autoregulation der Hirndurchblutung verfügen. Ungeachtet dieser sehr interessanten pathophysiologischen Aspekte läßt sich aus unseren hier vorgelegten Befunden der Schluß ziehen, daß sich durch einen schonenden, "mechanisch sanften", Geburtsmodus die Häufigkeit intraventrikulärer Blutungen sehr unreifer Frühgeborener sehr nennenswert senken läßt.

Summary:

We made the clinical observation that very immature infants born with subcutaneous haematomas ("bruised babies") had a higher incidence of intraventricular haemorrhage (IVH) than untraumatized infants. To quantify this impression the obstetrician of the authors (E. H.) classified the birth mode into mechanically easy or mechanically difficult without knowing the baby's outcome. Infants after easy or difficult delivery were compared in respect to the frequency of IVH II° to IV°. IVH was found in 68% after difficult and in 12% after easy delivery (p below 10^{-6}). After vaginal delivery the ratio was 100% vs. 4% (p below 10^{-6}), after caesarean section 55% vs. 14% (p below 0.000,1). There were no differences in Gestational Age between infants with easy or difficult delivery nor between infants with or without IVH. Only infants with a gestational age below 211 days entered this study.

Literatur:

1. Goddard-Finegold, J., Michael, L.H.:
Cerebral blood flow and experimental intraventricular hemorrhage.
Ped. Res. 18 (1984) 7 - 11

2. Jorch, N., Jorch, G., Michel, E., Boekenkamp, A., Dietl, K.H., Hentschel, R.:
Ab welcher Schwangerschaftswoche läßt sich eine Autoregulation der Hirndurchblutung nachweisen.
Poster Nr. 37, 13. Symposium über pädiatrische Intensivmedizin der Deutsch-Österreichischen Gesellschaft für Neonatologie und Pädiatri sche Intensivmedizin, Basel, 2. - 4. April 1987

3. v. Loewenich, V., Bielicki, M., Halberstadt, E., Grau, H.:
Wie weit ist die Intraventrikuläre Blutung sehr unreifer Frühgeborener vermeidbar?
In: J.W. Dudenhausen und E. Saling (Hrsgg.): Perinatale Medizin Band X, Stuttgart, New York 1984 (G. Thieme), pp. 308 - 309

4. Lou, H.C., Lassen, N.A., Friis-Hansen, B.:
   Impaired autoregulation of cerebral blood flow in the distressed new-
   born infant.
   J. Pediatr. 94 (1979) 118 - 121

5. McDonald, M.M., Koops, B.L., Johnson, M.L., Guggenheim, M.A., Rumack,
   C.M., Mitchell, S.A., Hathaway, W.E.:
   Timing and antecedents of intracranial hemorrhage in the newborn.
   Pediatrics 74 (1984) 32 - 36

6. Pape, K.E., Wigglesworth, J.S.:
   Haemorrhage, Ischaemia and the Perinatal Brain.
   London 1979 (Heinemann)

7. Perlman, J.M., McMenamin, J.B., Volpe, J.J.:
   Fluctuating cerebral blood flow velocity in respiratory distress syn-
   drome: Relation to the development of intraventricular hemorrhage.
   N. Engl. J. Med. 309 (1983) 204 - 209

8. Szymonowicz, W., Wilson, F., Yu, V.Y.H., Walker, A.:
   Reduction in periventricular haemorrhage in preterm infants associated
   with changes in neonatal care.
   Ross Labs. Special Conf., Washington, DC., 15.-17. Dec. 1985,
   Syllabus pp. 98 - 113

Fließeigenschaften des Blutes und intrakranielle Hämorrhagie
bei kleinen Frühgeborenen

O. Linderkamp, T. Böhler, S. Schneider, E. Zilow
Universitäts-Kinderklinik Heidelberg

Die Entstehung intrakranieller Hämorrhagien (ICH) bei hypoxischen
Frühgeborenen wird durch folgende Sequenz von Ereignissen erklärt
(12): (a) Hypoxämie und Azidose heben die Autoregulation
(konstante Durchblutung trotz Blutdruckschwankungen) des Neugeborenen auf. (b) Hypotension führt zu zerebraler Hypoperfusion und
Ischämie. (c) Anschließender Blutdruckanstieg verursacht Hyper-
perfusion und Ruptur zerebraler Kapillaren. (d) Die Blutung
bewirkt ischämische Infarzierung im umgebenden Gewebe. Diese
fatale Sequenz wird allgemein auf Regulationsstörungen der Gefäße
zurückgeführt, während ein Einfluß von Fließeigenschaften des
Blutes auf die Pathogenese von ICH bei Frühgeborenen bislang nicht
untersucht wurde. Bei reifen menschlichen Neugeborenen sowie bei
Welpen wurden ICH als Folge von Polyzythämie und hoher
Blutviskosität beschrieben (5, 14, 17). Kleine Frühgeborene weisen
aber eher eine niedrige Blutviskosität auf (8). In der vorliegenden Arbeit wurden hämorheologische Parameter bei Frühgeborenen
während der ersten 7 Tage untersucht.

Probanden und Methoden
Untersucht wurden zwei Gruppen Frühgeborener:
(a) 30 Frühgeborene (Gestationsalter 25-30 Wochen, Geburtsgewicht
810-1420 g) bei der Geburt (Nabelarterienblut) sowie die Überlebenden am 3. und 7. Tag (Blut- und Plasmaviskosität, Erythrozytenverformbarkeit und -aggregation, Blutfiltrierbarkeit).
(b) 16 Frühgeborene (25-30 Wochen, Geburtsgewicht 760-1390 g) im
Alter von 0-1 Stunde (Erythrozytenverformung in einer Mikropipet-
te). Diese Kinder wurden entsprechend dem arteriellen pH ausge-
wählt: 8 waren azidotisch; 8 hatten einen normalen pH (Tabelle 3).
Bei allen Frühgeborenen wurden sonographische Untersuchungen des
Gehirns am 1., 3. und 7. Tag durchgeführt.
Folgende rheologischen Methoden wurden eingesetzt:
Blut- und Plasmaviskosität: Kapillarviskosimeter (6)
Erythrozytenverformbarkeit: Rheoskop (9, 15)
Mikropipetten-System (11)
Erythrozyten-Aggregation: Rheoskop (7, 15)
Filtrierbarkeit: Filtrationsraten durch 5-µm-Filter (10,16).

Ergebnisse
Von den 30 Frühgeborenen der 1. Studie entwickelten 13 eine ICH.
Tabelle 1 und 2 zeigen im Nabelarterienblut untersuchte Parameter.
Hämatokrit, Gesamteiweiß, Plasmafibrinogen und pH waren bei den
Frühgeborenen mit ICH signifikant erniedrigt; der Anteil unreifer
Neutrophiler und Erythroblasten war erhöht. Die hämorheologischen
Parameter der Frühgeborenen mit ICH zeigten folgende Besonder-
heiten: Blutviskosität, Erythrozytenaggregation und die Filtra-
tionsraten von Vollblut waren im Vergleich zu den Frühgeborenen
ohne ICH vermindert. Der Aspirationssog in 3,3-µm-Mikropipetten
war bei niedrigem pH erhöht, um bei normalem pH anzusteigen
(Tabelle 3). Die bei einem pH von 7,40 untersuchte Erythrozyten-

verformung im Rheoskop ergab in beiden Gruppen ähnliche Werte.
Die geringere Plasmaviskosität und Erythrozytenaggregation korrelierten mit niedrigem Gesamteiweiß und Plasmafibrinogen, die geringere Blutviskosität mit niedrigerer Plasmaviskosität und vermindertem Hämatokrit. Am 7. Lebenstag bestand bei keinem der untersuchten Parameter ein Unterschied zwischen den Frühgeborenen mit und ohne ICH.

Tabelle 1
Hämorheologie und intrakranielle Hämorheologie

	ICH (n=13)	ohne ICH (n=17)
Gestationsalter (Wo)	28± 2	28±2
Hämatokrit (%)	42±4	48±5[***]
Gesamt-Eiweiß (g/dl)	3,9±0,4	4,6±0,6[***]
Plasmafibrinogen (mg/dl)	153±48	207±61[*]
Plasmaviskosität (cP)	0,78±0,06	0,85±0,08[*]
Blutviskosität (cP)	1,7±0,2	2,0±0,3[*]
Ery-Aggregation (%) (1-min Stase)	0,3±0,3	1,6 ±1,0[*]

[*] $P < 0,05$ [***] $P < 0,005$

Tabelle 2
Blutfiltrationsraten und Leukozyten ($10^3/\mu l$)

	ICH (n=13)	ohne ICH (n=17)
Blutfiltrationsrate ($\mu l/s/cm^2$)	6,0±2,7	8,7±3,1
Leukozytenzahl	12,0±3,700	10,4±3,2
Reife Granulozyten	5,4±1,700	4,9±1,5
Unreife Granulozyten	1,8±0,8	0,7±0,3[***]
Lymphozyten	4,1±2,0	4,2±1,7
Monozyten	0,7±0,3	0,6±0,2
Erythroblasten	7,6±3,9	4,5±2,6[*]

[*] $P < 0,05$ [***] $P < 0,005$

Tabelle 3
Verformbarkeit von Erythrozyten in Mikropipetten
(Durchmesser 3,3 μm); Alter 0-1 Std.

	Azidose (n=8)	normaler pH (n=8)
Gestationsalter (Wo)	28±2	28±2
pH	7,11±0,08	7,37±0,02[***]
Ery-Volumen (fl)	122±11	117±10
Aspirationsdruck (dyn/cm²)	223±34	180±26 [*]
pH	7,4±0,0	7,4±0,0
Aspirationsdruck (dyn/cm²)	176±28[**] (vergl.m.pH 7,11)	165±23
ICH	5/8	1/8

[**] [***] $P < 0,005$ [*] $P < 0,05$

Diskussion

Die beschriebenen Daten zeigen folgende Besonderheiten bei Frühgeborenen mit ICH: (a) Verminderte Verformbarkeit der Erythrozyten
bei Vorliegen einer Azidose; (b) verminderte Plasmaviskosität,
Erythrozytenkonzentration und Erythrozytenaggregation sowie der
resultierenden Blutviskosität vom 1.-3. Tag.

Die initiale Reduktion der Aspirierbarkeit von Erythrozyten in
$3,3$-µm-Pipetten legt nahe, daß bei Frühgeborenen mit Azidose bei
der Geburt die Mikrozirkulation beeinträchtigt ist und eine
Gewebsischämie entstehen kann. Erythrozytenaspirierbarkeit hängt
ebenso wie Erythrozytenfiltrierbarkeit von der Größe und der Verformbarkeit der Erythrozyten ab (2). Bei Neugeborenen und Erwachsenen besteht eine direkte Beziehung zwischen dem erforderli-
chen Aspirationssog und dem Volumen einzelner Erythrozyten (11).
Ebenso korrelieren die Filtrationsraten von Erythrozyten invers
mit dem Volumen von Erythrozyten (10). Bei normalen Kreislaufver-
hältnissen wird die Zirkulation Frühgeborener jedoch nicht durch
das große Erythrozytenvolumen beeinträchtigt (4) - möglicherweise
wegen der größeren Elastizität der Erythrozytenmembran (11).
Azidose vermindert die Verformbarkeit neonataler und adulter
Erythrozyten (1). Der Mechanismus ist nicht bekannt. Neonatale
Erythrozyten scheinen empfindlicher auf Azidose zu reagieren als
adulte Erythrozyten (1). Denkbar erscheint, daß die großen Erythrozyten Frühgeborener enge Kapillaren verschließen, wenn sie
ihre normale Verformbarkeit - z.B. infolge Azidose - verlieren.

Leukozyten sind wesentlich schlechter verformbar als Erythrozyten
und verstopfen daher 5-µm-Poren, so daß die Filtrierbarkeit von
Vollblut wesentlich geringer ist als die von gewaschenen Erythrozyten (2, 10). Dieser ungünstige Effekt von Leukozyten auf die
Filtration von Blut ist bei Neugeborenen - und insbesondere bei
Frühgeborenen - ausgeprägter als bei Erwachsenen (10). Auch die
Filtrierbarkeit isolierter Leukozytensuspensionen ist umso
geringer je unreifer das Neugeborene ist (18). Dies ist wahrscheinlich Folge eines hohen Anteils unreifer Granulozyten, die
extrem rigide sind (18). Frühgeborene, die eine ICH entwickelten,
zeigten mehr unreife Leukozyten im Blut als Frühgeborene ohne ICH.
Dies mag die schlechte Filtrierbarkeit von Vollblut der Frühgeborenen mit ICH erklären.

Die Frühgeborenen mit ICH wiesen am 1. und 3. Tag eine relativ
niedrige Eiweiß- und Fibrinogenkonzentration auf. Zu ähnlichen Befunden kamen andere Autoren (13). Diese Ergebnisse erklären die
niedrige Plasmaviskosität und Erythrozytenaggregation, die mit dem
Gesamteiweiß bzw. Fibrinogen korrelieren (6, 7, 8). Weiterhin lag
der Hämatokrit der Frühgeborenen mit ICH relativ niedrig. Plasmaviskosität, Hämatokrit und Erythrozytenaggregation sind wichtige
Determinanten der Blutviskosität, die bei den Frühgeborenen mit
ICH vermindert war (Tabelle 1). Eine reduzierte Erythrozytenverformbarkeit wirkt sich nur bei einem hohen Anteil rigider Erythrozyten oder bei hohem Hämatokrit auf die Blutviskosität aus (2).
Das gleiche gilt für Leukozyten. Die geringe Erythrozytenaggregation der Frühgeborenen mit ICH kann wahrscheinlich unmittelbar die
Blutungsneigung erhöhen.

Schlußfolgerungen

Die beschriebenen hämorheologischen Auffälligkeiten bei Frühgeborenen mit ICH könnten auf folgende Weise die Entstehung der ICH gefördert haben: Azidose führt zu Verminderung der Erythrozytenverformbarkeit. Die resultierende Störung der Mikrozirkulation fördert die Entstehung von zerebraler Ischämie. Die auf dieses Stadium folgende Mehrdurchblutung (Vasodilatation) wird durch verminderte Blutviskosität gefördert. Die geringe Erythrozytenaggregation verstärkt zusätzlich die Blutungsneigung:

HÄMORHEOLOGIE UND ZEREBRALE ISCHÄMIE/BLUTUNG

Hypoxämie und Azidose → Hämatokrit ↓

Rigidität von
Erythrozyten ↑

Plasmaproteine ↓
Plasmafibrinogen ↓

Zahl rigider
Leukozyten ↑

Plasmaviskosität ↓
Ery-Aggregation ↓

Blutvolumen ↓
Blutdruck ↓

Blutviskosität ↓

Gerinnung ↓

PERFUSION ↓

PERFUSION ↑

ISCHÄMIE ←————————→ BLUTUNG

Die Untersuchungen wurden mit Unterstützung der Deutschen Forschungsgemeinschaft (Li 291/4) durchgeführt.

LITERATURVERZEICHNIS

1. Buchan PC (1984) Impaired erythrocyte deformability and raised blood viscosity and perinatal hypoxic brain damage - an in vitro and in vivo study. In Heilmann L & Buchan PC (eds) Hemorheological Disorders in Obstetrics and Neonatology, pp 98-103. Stuttgart - New York: Schattauer.
2. Chien S (1981) Determinants of blood viscosity and red cell deformability. Scandinavian Journal of Clinical and Laboratory Investigation **40** (suppl 156): 7-12
3. Chien S, Schmalzer EA, Lee MML, Impelluso T & Skalak R (1983) Role of white blood cells in filtration of blood cell suspensions. Biorheology **20**: 11-27.

4. Fouron JC, Bard H, Riopel L, et al. (1985) Circulatory changes in newborn lambs with experimental polycythemia: Comparison between fetal and adult type blood. Pediatrics 75: 1054-1060.
5. Koffler H (1976) Intracranial hemorrhage secondary to polycythemia in puppies. Pediatric Research 10: 426 (Abstrakt)
6. Linderkamp O, Meiselman HJ, Wu PYK & Miller FC (1981) Blood and plasma viscosity and optimal hematocrit in the normal newborn infant. Clinical Hemorheology 1: 575-584
7. Linderkamp O, Ozanne P, Wu PYK & Meiselman HJ (1984) Red blood cell aggregation in preterm and term neonates and adults. Pediatric Research 18: 1356-1360.
8. Linderkamp O, Versmold HT, Riegel KP & Betke K (1984) Contributions of red cells and plasma to blood viscosity in preterm and full-term infants and adults. Pediatrics 74: 45-51.
9. Linderkamp O, Güntner M, Hiltl W & Vargas VM (1986) Erythrocyte deformability in the fetus, preterm and term neonate. Pediatric Research 20: 93-97.
10. Linderkamp O, Hammer BJ & Miller R (1986) Filterability of erythrocytes and whole blood in preterm and full-term neonates and adults. Pediatric Research 20: 1269-1273.
11. Linderkamp O, Nash GB, Wu PYK & Meiselman HJ (1986) Deformability and intrinsic material properties of neonatal red blood cells. Blood 67: 1244-1250.
12. Lou HC, Greisen G & Tweed A (1987) Hypoxia, loss of autoregulation and intracranial hemorrhage. In Kubli F, Patel N, Schmidt W & Linderkamp O (eds) Perinatal Events and Brain Damage, pp 211-215. Berlin-Heidelberg-New York-London-Paris-Tokio: Springer.
13. McDonald MM, Johnson ML, Rumack CM, Koops BL, Guggenheim MA, Babb C & Hathaway WE (1984) Role of coagulapathy in newborn intracranial hemorrhage. Pediatrics 74: 26-31.
14. Miller GM, Black VD & Lubchenco LO (1981) Intracerebral hemorrhage in a term newborn with hyperviscosity. American Journal of Diseases of Childhood 135: 377-378.
15. Schmid-Schönbein H (1976) Microrheology of erythrocytes, blood viscosity and the distribution of blood flow in the microcirculation. International Review of Physiology 9: 1-62.
16. Schmid-Schönbein H, Weiss J & Ludwig H (1973) A simple method for measurement of red cell deformability in models of the microcirculation. Blut 26: 369-379.
17. Wiswell TE, Cornish JD & Northam RS (1986) Neonatal polycythemia: Frequency of clinical manifestations and other associated findings. Pediatrics 78: 26-30.
18. Zilow E, Schneider S, Stadler A & Linderkamp O (1987) Rheological properties of neonatal and adult leukocytes. Clinical Hemorheology 7: 461 (Abstrakt).

EEG-Veränderungen bei unreifen und reifen neugeborenen Kindern mit Hirnblutung

Haffner, B., O. Luz, Ch. Holzleitner
Univ.-Kinderklinik Innsbruck, Vorstand: Prof. Dr. H. Berger

Die Hirnblutung ist eines der großen neurologischen Probleme
beim Neugeborenen (1,25,26). Erst seit der Einführung der
Computertomographie und der Sonographie wissen wir mehr über
ihre Häufigkeit, Lokalisation und Ausdehnung. Der Grad der
so festgestellten Hirnblutung (ICH) stimmt nur z.T. mit
der weiteren Entwicklung dieser Kinder überein (11,20,21,27).

Andere Untersuchungen haben gezeigt, daß evozierte Potentiale
und EEG über den tatsächlichen Zustand eines Neugeborenen
(NG) besser informieren, und eine genauere prognostische Aussage über die voraussichtliche Entwicklung des Kinder er-
möglichen (22,27,30).

Krankengut und Methode
Von 60 neugeborenen Kindern, darunter 40 unreife NG zwischen
der 25. und 36.SSW und 20 reife NG mit autoptisch, computer-
tomographisch und/oder sonographisch nachgewiesener ICH
wurden in der NG-Periode bzw. zum Zeitpunkt ihrer akuten
klinischen Verschlechterung ein bis mehrere EEG-Ableitungen,
darunter vielfach in Form intermittierender Dauerableitungen
über 24-72 h durchgeführt.

Von den 18 überlebenden Kindern mußten 3 der 6 Frühgeborenen
(FG) kurzzeitig teils assistiert, teils voll maschinell beatmet werden, während die 42 verstorbenen Kinder, darunter 34
unreife und 8 reife NG (TG), ab dem Zeitpunkt ihrer klinischen
Verschlechterung alle voll maschinell beatmet worden waren.
Die EEG-Ableitungen erfolgten mit einem 8-Kanal-EEG-Gerät
der Fa Beckman mittels chlorierter Silberelektroden, ange-
ordnet nach dem internationalen 10:20 System in 3 bi- und
einem monopolaren Programm, Papiergeschwindigkeit 30 mm/sec.,
Filter 70 bzw. 50 Hz, Zeitkonstante 0,30 sec., Verstärkungs-
stufe 7,5 entspricht 50 μV/mm. Die EEG-Kurven wurden visuell
ausgewertet und nach den wichtigsten Veränderungen in normal,
mäßig, mittelschwer und schwer abnorm zusammengestellt (6,7,
9,28,31):

1. normal: Die Hintergrundaktivität enthält 4 verschiedene
Muster-niedrig gespannte irreguläre Aktivität um 20-50 μV,
mittelhoch gespannte langsame Aktivität um 30-100 μV, hoch
gespannte langsame A. um 50-150 μV, Tracé alternant (TA) be-
stehend aus Gruppen hoch gespannter langsamer Wellen unterbrochen von Abflachungen über einige Sekunden.

2. mäßig abnorm: Die 4 EEG-Muster sind erkennbar, die Abflachungen im TA sind abgeschwächt, die Episoden hoch gespannter langsamer Wellen niedriger und seltener.

3. mittelschwer abnorm: Wach- und Schlafzyklen sind nicht mehr
differenzierbar. Im wesentlichen nur mehr 2 Muster-flache
Strecken mit niedriger irregulärer Aktivität um 5-20 und
20-50 μV und ein abnormes TA oder diskontinuierliches Muster
mit Gruppen hoher und mittelhoher Aktivität verschiedener Art

unterbrochen von abnormen Abflachungen oder inaktiven
Strecken. Die Suppression kann lokal oder halbseitig in
Form einer Amplitudenminderung um mehr als 50 % oder einer
Depression d.h. Amplitudenminderung plus Verlangsamung auf-
treten.

4. schwer abnorm: Niedervoltage: Über lange Strecken und in
jedem Stadium niedrig gespannte Aktivität, paroxysmales EEG
oder burst suppression d.h. Gruppen hoher bis mittelhoher
Aktivität auf inaktivem Hintergrund. Weitgehende Dominanz
inaktiver Strecken und das inaktive EEG (0-0,5 uV).

Die verschieden ausgedehnten Hirnblutungen haben wir in Anlehnung an die 1978 von Papile und Mitarbeiter (16) erstellte
Einteilung Grad I-IV zusammengefaßt.

Ergebnisse
Von den 42 verstorbenen NG wiesen 38 unabhängig vom Schweregrad der ICH ein schwer abnormes EEG auf (Tab.1). Entsprechend
der klinischen Verschlechterung bis zum Exitus des Kindes
zeigten auch die EEG-Veränderungen eine progrediente Verschlechterung von Niedervoltage und burst suppression mit
zunehmender Dominanz der inaktiven Strecken bis hin zum inaktiven EEG. 3 von 34 FG und 3 von 8 TG hatten anfangs einen
hirnelektrischen Status epilepticus. Nach Unterbrechung des-
selben waren die EEG-Befunde alle schwer abnorm.
Das nur mittelschwer abnorme EEG eines FG der 31. SSW mit ICH-
III stammt vom 21. Lebenstag. 8 Tage später trat eine weitere
klinische Verschlechterung ein und am 34. Lebenstag verstarb
das Kind an pulmonaler Insuffizienz. Es wurde aber in den
letzten 5 Lebenstagen nach der Verschlechterung kein EEG mehr
abgeleitet.
Ähnlich verhält es sich bei den Kindern mit ICH-II, davon
sind 2 an pulmonaler und eines an cardialer Insuffizienz ge-
storben.
Nur 9 der NG mit ICH-IV hatten keine besonderen zusätzlichen
Probleme (Tab.2). Die EEG-Veränderungen bei den übrigen
kommen auch bei den ICH-IV nicht nur durch die ICH, sondern
durch alle peri- und postpartalen Probleme zustande, die durch
Hypoxie und Azidose die cerebrale Situation progredient ver-
schlechtern oder wie z.B. beim hypoplastischen Linksherz eine
ICH auslösen können. Ein solcher Herzfehler bestand bei 3
Kindern. 6 Kinder hatten eine perinatale Asphyxie, 24 zusätzliche pulmonale Probleme wie HMS-IV mit rezidivierendem
Pneumothorax, Lungenblutung und schwere Mekoniumaspiration
mit abszedierenden Pneumonien.

Von den 18 überlebenden NG hatten 6 unreife und 2 reife NG
eine ICH-III, 8 reife NG eine ICH-II und 2 reife NG eine ICH-
I.
In der ICH-III-Gruppe war das EEG bei allen 8 NG mittelschwer
abnorm (Tab.3). Die letzte eeg und klinische Kontrolle dieser
Kinder erfolgte zwischen 8 Monaten und 8 Jahren, im Durchschnitt im Alter von 32 Monaten. Bei dieser Kontrolle war das
EEG bei allen abnorm, auch wenn es interkurrent zwischen 2 1/2
und 14 Monaten bei 4 Kindern normal war. Die psycho-motorisch
mentale Entwicklung ist nur bei 2 Kindern verzögert, sie
sind aber erst 13 Monate alt und lassen daher noch keine endgültige Beurteilung zu. 6 Kinder zeigen eine deutlich abnorme

Entwicklung. 4 davon entwickelten einen Hydrocephalus, aber
nur eines dieser Kinder benötigte ein Ventil. Dieses Kind
bekam mit 6 Monaten BNS-Anfälle und verstarb mit 8 1/2
Monaten am sogenannten plötzlichen Kindestot. 2 Kinder sind
mikrocephal. Der Knabe mit einer halbseitigen Depression im
neonatalen EEG in Folge eines zusätzlichen Mediainfarktes
rechts,hat eine Hemiplegie und eine fokale Epilepsie. Von 2
Kindern mit neonatalem Status epilepticus hat das eine ein
West-, das andere ein Lennox-Gastaut-Syndrom.

Unter den 8 reifen Neugeborenen mit ICH-II (Tab.4) war das
neonatale EEG bei 4 mittelschwer abnorm, bei 4 mäßig abnorm.
Die letzte und klinische Kontrolle erfolgte bei ihnen im
Alter von 4-36 Monaten, im Durchschnitt von 21 Monaten. Unter
den 4 Kindern mit mittelschwer abnormem EEG haben sich 3
normal entwickelt, eines ist deutlich retardiert und hat
eine Diplegie. Von den 4 Kindern mit mäßig abnormem EEG entwickelten sich 2 normal, eines verzögert und eines hat eine
Hemiplegie.
Die 2 Neugeborenen mit ICH-I und normalem neonatalen EEG haben
sich normal entwickelt.

Diskussion:
Berücksichtigt man die Pathogenese der ICH beim NG (1,14,26),
so ist es klar, daß die Veränderungen im EEG bei den meisten
nicht nur durch die Hirnblutung,sondern durch die perinatale
Asphyxie und Ischämie und durch Hypoxie aus cardialen und
pulmonalen Problemen entsteht. Dies erklärt auch, warum der
Schweregrad der abnormen EEG-Veränderungen über eine tat-
sächliche cerebrale Schädigung mehr aussagt, als die Ausdehnung einer ICH, Apgarwerte, Gestationsalter und dgl. (4,
8,10,22,29,30). Spezifische EEG-Veränderungen für eine ICH
gibt es nicht (2,3,19).

Um aber eine Prognose für die voraussichtliche Entwicklung
eines Kindes abgeben zu können, sind frühest mögliche EEG-
Ableitungen nach der Geburt bzw. nach einer klinische Verschlechterung, engmaschige Kontrollen, in kritischen Phasen
am besten in Form intermittierender Langzeitableitungen über
24-72 Stunden unbedingt notwendig(5,8,18,23). In Übereinstimmung mit anderen Autoren (6,7,10,13,15,24,28) weist eine
länger anhaltende oder progrediente Verschlechterung im EEG,
d.h. fortschreitende Abflachung, Zunahme bzw. Dominanz inaktiver Strecken und Übergang in ein paroxysmales EEG immer
auf einen schlechten Verlauf hin.
Mit Ausnahme der ICH-IV korreliert der klinische Verlauf nicht
mit dem Grad der Hirnblutung, sondern mit dem Schweregrad der
EEG-Veränderungen (Tab.5). Bei uns sind alle 38 Neugeborenen
mit schwer abnormen EEG-Veränderungen verstorben, darunter
alle 29 Kinder mit einem ICH-Grad IV.
Bei Neugeborenen mit mittelschwer abnormen EEG-Veränderungen
ist eine Aussage schwierig und mit Vorsicht zu stellen. Von
unseren 16 Kindern sind 4 verstorben: Eines mit ICH-Grad III,
3 mit ICH-Grad II. Von den 12 überlebenden Kindern haben sich
3/4 abnorm entwickelt.
Neugeborene mit mäßig abnormen EEG-Veränderungen oder
normalem EEG haben immer eine gute Prognose, sofern die EEG-
Ableitung auch zum richtigen Zeitpunkt erfolgt ist.

60

Zusammenfassung:

Bei 40 unreifen und 20 reifen neugeborenen Kinder mit nachgewiesener Hirnblutung wurden perinatal bzw. zum Zeitpunkt der akuten klinischen Verschlechterung ein bis mehrere EEG-Ableitungen durchgeführt.
Der klinische Verlauf korrelierte nicht mit dem Grad der Hirnblutung (ausgenommen ICH-IV), sondern mit dem Schweregrad der EEG-Veränderungen. Neugeborene mit schwer abnormen EEG-Veränderungen haben immer eine schlechte Prognose. Alle 38 Neugeborene mit schwer abnormen EEG-Veränderungen sind verstorben, darunter alle 29 Kinder mit einer ICH-IV.
Bei Neugeborenen mit mittelschwer abnormen EEG-Veränderungen ist eine Aussage schwierig und mit Vorsicht zu stellen. Von unseren 16 Kindern sind 4 verstorben: Eines mit ICH-Grad-III, 3 mit ICH-Grad II. Von den 12 überlebenden Kindern haben sich 3/4 abnorm entwickelt.
Neugeborene mit mäßig abnormen EEG-Veränderungen oder normalem EEG haben immer eine gute Prognose, sofern die EEG-Ableitung auch zum richtigen Zeitpunkt erfolgt ist, d.h. erste EEG-Ableitungen 2-3 Wochen oder noch später postpartal, bzw. nach einer akuten Verschlechterung können für solche Aussagen nicht herangezogen werden.

Literaturverzeichnis:

1. Allan, W.C. and J.J. Volpe: Periventricular-intraventricular hemorrhage. Pediatr. Clin. North. Am., 36 (1986) 47-63.

2. Blume, W.T. and C. Dreyfus-Brisac: Positive rolandic sharpwaves in neonatal EEG: Types and significance. Electroenceph. Clin. Neurophysiol., 53 (1982) 277-282.

3. Clancy, R.R. and B.R. Tharp: Positive rolandic sharp-waves in the electroencephalograms of premature neonates with intraventricular hemorrhage. Electroenceph. Clin. Neurophysiol. 57 (1984) 395-404.

4. Clancy, R.R., B.R. Tharp and D. Enzman: EEG in premature infants with intraventricular hemorrhage. Neurology, (Cleveland), 34 (1984) 583-590.

5. Coen, R.W., Ch.B. Mc Cutchen, D. Wermer, J. Snyder, F.E. Gluck: Continuous monitoring of the electroencephalogram following perinatal asphyxia. J. Pediatr., 100 (1982) 628-630.

6. Dreyfus-Brisac, C. and A. Minkowski: Electroencephalographic maturation and low birth weight. In P. Kellaway and I. Petersén (Eds.), p 49-60. Clinical Electroencephalography of children, Almqvist & Wiksell, Stockholm 1968.

7. Engel, R.C.H.: Abnormal Electroencephalograms in the neonatal period. Charles C. Thomas, Springfield, Illinois 1975.

8. Haffner, B., P. Heinz-Erian, A. Bindra, A. Oberhofer, Ch. Holzleitner und H. Fischer: EEG-Veränderungen nach perinataler Asphyxie. Pädiatrie und Pädologie, 19 (1984) 241-250.

9. Hagne, I: Development of the sleep EEG in normal infants during the first year of life. Acta Pediat. Scand, Suppl.

232 (1973) 25-53.

10. Holmes, G., J. Rowe,J. Hafford, R. Schmidt, M. Testa and A. Zimmerman: Prognostic value of the electroencephalogram in neonatal asphyxia. Electroenceph. Clin. Neurophysiol. 53 (1982) 60-72.

11. Krishnamoorthy, K.S., D.C. Shannon, G.R. DeLong, I.D. Todres and K.R. Davis: Neurologic sequelae in the survivors of neonatal intraventricular hemorrhage. Pediatr. 64 (1979) 233-244.

12. Lacey, D.J., W.H. Topper, S. Buckwald, W.A. Zorn and P.E. Berger: Preterm very-low-birth-weight neonates: Relationship of EEG to intracranial hemorrhage, perinatal complications, and developmental outcome. Neurology, 36 (1986) 1084-1087).

13. Lombroso, C.T.: Quantified electrographic scales on 10-preterm healthy newborns followed up to 40-43 weeks of conceptional age by serial polygraphic recordings. Electroenceph. Clin. Neurophysiol., 46 (1979) 460-474.

14. Lou H.C., N.A. Lassen and B. Friis-Hansen: Impaired autoregulation of cerebral blood flow in the distressed newborn infant. J.Pediatr., 94 (1979) 118-121.

15. Monod, N., N. Pajot and S. Guidasci: The neonatal EEG: Statistical studies and prognostic value in full-term and pre-term babies. Electroenceph. Clin. Neurophysiol., 32 (1972) 529-544.

16. Papile, L., J. Burstein, R. Burstein, H. Koffler: Incidence and evolution of subependymal and intraventricular hemorrhage: A study of infants with birth weights less than 1.500 gm,J. Pediatr., 92 (1978) 529-534.

17. Papile, L., G. Munsick-Bruno and A. Schaefer: Relationship of cerebral intraventricular hemorrhage and early childhood neurologic handicaps. J. Pediatr., 103 (1983) 273-277.

18. Pezzani, C., M.-F. Radvanyi-Bouvet, J.-P. Relier, N. Monod: Neonatal Electroencephalography during the first twenty-four hours of life in full term newborn infants. Neuropediatrics 17 (1986) 11-18.

19. Ropert, J.C., Y. Navelet, A.M. D´Allest, M.C. Imbert, J.C. Janaud, A.M. Boulley, X. Hernandorena, M. Dehan, J.C. Gabilan: Etude de la valeur diagnostique de l´EEG au cours des hémorragies péri et intraventriculaires du nouveau-né. Arch Fr. Pediatr., 37 (1980) 381-384.

20. Shankaran, S., T.L. Slovis, M.P. Bedard and R.L. Poland: Sonographic classification of intracranial hemorrhage. A prognostic indicator of mortality, morbidity and short-term neurologic outcome. J. Pediatr., 100 (1982) 469-475.

21. Shinnar S., A. Molteni, K. Gammon, B.J. D´Souza, J. Altman and J.M. Freeman: Intraventricular hemorrhage in the permature infant. N. Engl J. Med., 306 (1982) 1464-1468.

22. Staudt, F., J. Howieson, G.J. Benda, R.C. Engel: EEG bei Neugeborenen mit intrakraniellen Blutungen: Ein Vergleich

mit klinischen Befunden und CT-Scan. Z. EEG-EMG, 13 (1982) 143-147.

23. Staudt, F., J.G. Roth and R.C. Engel: The usefulness of Electroencephalography in curarized newborns. Electroenceph. Clin. Neurophysiol., 51 (1981) 205-208.

24. Tharp, B.R., F. Cukier and N. Monod: The prognostic value of the Electroencephalogram in premature infants. Electroenceph. Clin. Neurophysiol. 51 (1981) 219-236.

25. Volpe, J.J.: Neonatal periventricular hemorrhage: Past, present, and future. J. Pediatr., 92 (1978) 693-696.

26. Volpe, J.J., P. Herscovitch, J.M. Perlman and M.E. Raichle: Pediactrics. 72 (1983) 589-601.

27. Watanabe, K., S. Miyazaki, K. Hara, M. Kuroyanagi, T. Yamamoto, M. Ito, S. Nakamura and H. Yamada: Neonatal EEG and computerized tomography. Neuropädiatrie, 10 (1979) 348-360.

28. Watanabe, K., S. Miyazaki, K. Hara and S. Hakamada: Behavioral state cycles, background EEG's and prognosis of newborns with perinatal hypoxia. Electroenceph. Clin. Neurophysiol., 49 (1980) 618-625.

29. Watanabe, K., K. Hara, S. Miyazaki, S. Hakamada, M. Kuroyanagi, S. Nakamura and H. Yamada: The value of EEG and cerebral evoked potentials in the assessment of neonatal intracranial hemorrhage. Eur. J.Pediatr., 137 (1981) 177-184.

30. Watanabe, K., S. Hakamada, M. Kuroyanagi, T. Yamazaki, T. Takeuchi: Electroencephalographic study of intraventricular hemorrhage in the preterm newborn. Neuropediatrics, 14 (1983) 225-230.

31. Werner, S.S., J.E. Stockard, R.G. Bickford: Atlas of neonatal Encephalography. Raven Press 1977).

Adresse des Verfassers: OA Dr. B. Haffner
                        Univ.-Kinderklinik Innsbruck
                        Anichstr. 35
                        A-6020 Innsbruck

Tabelle 1

EEG-VERÄNDERUNGEN DER
42 VERSTORBENEN NEUGEBORENEN MIT ICH I-IV

	I	II	III	IV
	1	4	8	29
MITTELSCHWER ABNORM		3	1	
SCHWER ABNORM	1	1	7	29

Tabelle 2

ZUSÄTZLICHE PERI- UND POSTNATALE PROBLEME
DER 42 VERSTORBENEN NEUGEBORENEN

ICH	N	PERINATALE ASPHYXIE	POSTNATALE PROBLEME		
			CARDIAL	PULMONAL	KEINE
IV	29	4	2	14	9
III	8	2		6	
II	4		1	3	
I	1			1	

Tabelle 3

ICH-III: 6 UNREIFE UND 2 REIFE NEUGEBORENE LEBEN
LETZTE KONTROLLE ZWISCHEN 8 MO. UND 8 J. $\hat{=}$ 32 MO.

NEONATALES EEG	EEG		PSYCHO-MOTORISCH-MENTALE ENTW.		EPI
	NORMAL	ABNORM	NORMAL	ABNORM	
MITTELSCHWER ABNORM (8)	-	8	-	8	4

Tabelle 4

ICH-II: 8 REIFE NEUGEBORENE LEBEN
LETZTE KONTROLLE ZWISCHEN 4 MO. UND 3 J. $\triangleq$ 21 MO

NEONATALES EEG	EEG		PSYCHO-MOTOR.-MENTALE ENTWICKLUNG	
	NORMAL	ABNORM	NORMAL	ABNORM
MITTELSCHWER ABNORM (4)	4	-	3	1
MÄSSIG ABNORM (4)	3	1	2	2

Tabelle 5

60 NEUGEBORENE (40 FG, 20 TG) MIT ICH I-IV

ICH I	II	III	IV	NEONATALES EEG	PSYCHO-MOTOR.-MENT.E. NORMAL	ABNORM	EPI	EXITUS
1	1	7	29	SCHWER ABNORM	38			38
	7	9		MITTELSCHWER ABNORM	16 3	9	4	4
	4			MÄSSIG ABNORM	4 2	2		
2				NORMAL	2 2			

Einschätzung und therapeutische Möglichkeiten beim posthämorrhagischen
Hydrocephalus des Neugeborenen

Arnold, D., Adis, B., Rettwitz, W., Lasch, P., Kachel, W.,
Universitäts-Kinderklinik Mannheim

Einleitung:
Nach einer intraventrikulären Blutung kommt es bei 50 %
zu keiner oder zu einer nicht zunehmenden, bei weiteren
50 % zu einer zunehmenden Ventrikeldilatation. Innerhalb
von 4 Wochen erfolgt bei 25 % ein spontaner Stillstand
der Aufweitung oder sogar eine Rückbildung. Ebenso häufig kommt es bei 25 % innerhalb von 2 - 8 Wochen, meist
etwas früher, zu einer rasch progressiven Ventrikeldilatation (1).

Daß es bereits in der Ruhephase einer Hydrocephalusentwicklung zu einer Hirnschädigung kommen kann, ohne daß
intracranieller Druck und Kopfumfang zunehmen, zeigen
mehrere Studien. Überdehnung und Ruptur von Nervenbahnen
mit sekundärer Gliose sind ebenso beschrieben, wie eine
Verringerung von Größe und Anzahl cerebraler Gefäße. Bekannt ist, daß solche Veränderungen in der Frühphase nach
Therapiebeginn reversibel sein können (2), (3), (4), (5).

Einschätzung:
Die Einschätzung der Entwicklung eines posthämorrhagischen Hydrocephalus erfolgt in erster Linie nach klinischen und sonographischen Gesichtspunkten. Hierbei muß
man sich immer vergegenwärtigen, daß Kopfumfang und Hirn-
drucksymptome Endpunkte dieser Entwicklung sind. Die Ventrikelweite wird dreimal pro Woche im sagittalen und
parasagittalen Schnitt gemessen. Im parasagittalen
Schnitt am Übergang Hinterhorn/Vorderhorn-Bereich, weil
hier eine Dekompensation des bereits zuvor aufgeweiteten
Hinterhorns am ehesten zu erkennen ist (6). Als obere
Grenze nehmen wir 1,5 cm, bei Progredienz an 3 aufeinanderfolgenden Untersuchungen. Dopplersonographie und die
verschiedenen Hirndruckmeßmethoden sind wissenschaftlich
interessant (5), (7), für die Therapieentscheidung jedoch nicht notwendig. Evozierte Potentiale dürften für die
Prognose in Zukunft eine zunehmende Rolle spielen (7).

Therapie:
Die einzelnen Therapiemaßnahmen sind: Serienlumbalpunktionen, externe Liquordrainage oder subcutanes Reservoir,
medikamentöse Hemmung der Liquorproduktion, sowie ventriculo-peritonealer Shunt.

Hierbei ist festzustellen: Serienlumbalpunktionen ver-
hindern nicht das Entstehen eines Hydrocephalus (8);
Serienlumbalpunktionen können aber eine zunehmende Ventrikelaufweitung zweitweise oder endgültig zum Stillstand
bringen (9).

Voraussetzungen sind:

1. Die Liquorräume müssen kommunizieren.
2. Die entnommene Liquormenge muß ausreichend sein.

Sind beide Bedingungen erfüllt, erfolgt unter sonographischer Sicht eine Abnahme der Ventrikelweite.
Eine medikamentöse Hemmung der Liquorproduktion kann durch Osmotherapeutika und Carboanhydrasehemmer erfolgen.
Dies kann in wirksamer Weise mit Glycerol (1-2 g/kg/6 stdl.) bzw. Azetazolamid (Diamox: 100 mg/kg/d) und Furosemid (Lasix: 1 mg/kg/d) per oral für die Dauer von 3 - 6 Monaten durchgeführt werden.
Eine Shuntimplantation verbietet sich, wenn die Kinder zu klein, zu krank oder der Liquor zu blutig und zu proteinreich ist. Im 1. Lebensmonat sollte möglichst keine Shuntimplantation durchgeführt werden.

Nebenwirkungen und Komplikationen der einzelnen Therapiemaßnahmen sind: Glycerol ist eine hyperosmolare Substanz und kann bei Frühgeborenen eine nekrotisierende Enterocolitis auslösen. Wir wenden es deshalb bei dieser Patientengruppe nicht an. Azetazolamid macht eine metabolische Azidose. Trotz Alkalisierung muß die Dosis zeitweise reduziert werden. Eine Myelinschädigung wird diskutiert (10).
Serienlumbalpunktionen sind eine starke Belästigung für das Kind, im übrigen jedoch am nebenwirkungsärmsten. Die externe Drainage ist mit einem erhöhten Infektionsrisiko belastet. Gleichzeitig ist auf vermehrte Flüssigkeits- und Elektrolytverluste - vor allem Natriumverluste - zu achten. Bekannte und recht häufige Shuntkomplikationen sind Obstruktion, Infektion, Revision, Liquorkissen und Überdrainage.

Eigenes Vorgehen:
Hier unser Vorgehen im einzelnen:
Nach intraventrikulärer Blutung erfolgen engmaschige klinische und sonographische Verlaufskontrollen. Erfolgt keine oder eine nicht zunehmende Ventrikelaufweitung wird keine Therapie durchgeführt. Bei langsamer Ventrikelzunahme schließen sich zunächst ebenfalls Sonographiekontrollen an. Kommt es zum Stillstand, erfolgt keine Therapie. Bei Zunahme wird ein Versuch mit Diamox und Lasix durchgeführt. Führt dies nicht zum Ziel, erfolgen Serienlumbalpunktionen. Hierbei ist wichtig, täglich mehr als 10 ml Liquor abzulassen. Kommt es zum Stillstand, erfolgt keine weitere Therapie, bei Zunahme und geeignetem Zeitpunkt wird ein ventriculo-peritonealer Shunt implantiert. Bei rasch zunehmender Ventrikeldilatation wird umgehend eine externe Liquorableitung für eine Woche eingelegt. Wir bevorzugen kleinste Silikonkatheter. Kommt es zum Stillstand, erfolgt keine Therapie. Bei Zunahme bekommt ein Kind, das schwerer als 2000 g ist, einen ventriculo-peritonealen Shunt. Unter 2000 g versuchen wir für eine Woche durch eine zweite externe Drainage oder durch ein subcutanes Reservoir eine Besserung zu errei-

chen und Zeit zu gewinnen. Bei Stillstand erfolgt keine
Therapie, bei Zunahme die Shuntimplantation. Alle Kinder
werden im 1. Lebensjahr 3-monatlich nachkontrolliert
(Abb. 1)

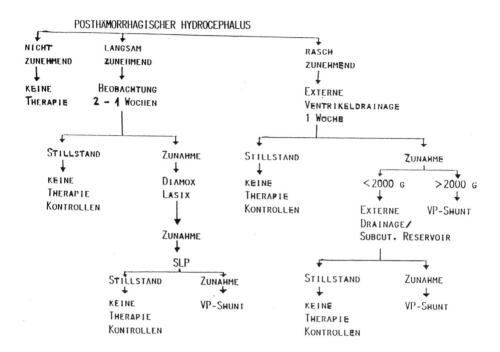

Ergebnisse:

Hier unsere eigenen Ergebnisse aus den Jahren 1981 - 1986:
40 der 135 Kinder mit intraventrikulärer Blutung entwickelten einen posthämorrhagischen Hydrocephalus. Das
sind 29,6 %. Das durchschnittliche Geburtsgewicht lag
bei 1350 g, das Gestationsalter bei 30 Wochen, die Relation männlich/weiblich bei etwas mehr als 2:1.
Die am häufigsten durchgeführte Maßnahme war die Serien-
lumbalpunktion. 70 % der Kinder wurden damit behandelt.
45 % erhielten einen Shunt. Davon waren nur 4 der 13
serienlumbalpunktierten Kinder nach Grad III-Blutung,
jedoch alle 12 nach Grad IV-Blutung betroffen. 25 % be-
kamen eine externe Drainage, bei 10 % wurde ein medikamentöser Therapieversuch gemacht. (Abb. 2)

(Abb. 2)

POSTHÄMORRHAGISCHER HYDROCEPHALUS N = 40

THERAPIEMAßNAHMEN

IVH	N	KEINE	SLP	EXT. DRAINAGE	DIAMOX LASIX	SHUNT
II	5	2 (1 EXITUS)	3	—	—	2
III	18	2 (1 EXITUS)	13	4	4	4
IV	17	1	12	6	—	12
%	100	12,5	70	25	10	45

Von den Überlebenden konnten 25 nachuntersucht werden.
Nur 2 Kinder waren dabei jünger als 2 Jahre. Die Nachuntersuchungen erfolgten altersentsprechend nach Bayley
und Denver. Das neurologische Ergebnis wurde in normal,
leicht, schwer und schwerst behindert aufgeteilt. Nach
Grad II-Blutung waren die Kinder normal bis leicht behindert, nach Grad III-Blutung fanden sich meist leichte
bis schwere, nach Grad IV-Blutung meist schwere bis
schwerste Behinderungen. Insgesamt waren 40 % der Kinder
nach Hydrocephalus normal bis leicht, 60 % schwer bis
schwerst behindert. (Abb. 3)

(Abb. 3)

POSTHÄMORRHAGISCHER HYDROCEPHALUS N = 40

BEHINDERUNG DER ÜBERLEBENDEN UND
NACHUNTERSUCHTEN N = 25

BEHINDERUNG	IVH		
	II	III	IV
NORMAL	2	1	1
LEICHT BEHINDERT ENTWICKLUNGSVERZÖGERUNG HEMIPARESE LERNBEHINDERT ENTWICKLUNGSTHERAPIE	1	3	2
SCHWER BEHINDERT DIPLEGIE, TETRAPLEGIE GEISTIG BEHINDERT SONDEREINRICHTUNG	1	5	3
SCHWERST BEHINDERT ICP BLIND, TAUB NICHT KONTAKTFÄHIG GEISTIG SCHWERST BEHINDERT HEIMUNTERBRINGUNG	—	2	4

SCHWER/ST BEHINDERT: 60 %

Zusammenfassung:
Zusammenfassend kann gesagt werden:

1. Je schwerer die Blutung, desto rascher und ausgeprägter ist die Hydrocephalusentwicklung.
2. Das Langzeitergebnis hängt meist von einer zusätzlichen Parenchymschädigung ab.
3. Klinischer Befund und Schädelsonographie bestimmen
die Therapie und geben die besten prognostischen Hin-
weise.
4. Eine Shuntimplantation im 1. Lebensmonat bedeutet
meist häufige Revisionen im 1. Lebensjahr.
5. Dennoch ist das neurologische Langzeitergebnis besser,
wenn frühzeitig normale Ventrikelweiten angestrebt
werden.

Literaturangabe:

1. Volpe, J.J.: Intracranial hemorrhage:
   Periventricular hemorrhage of the premature infant.
   In: Volpe, J.J.: Neurology of the newborn.
   W.B. Saunders 1987.
2. Milhorat, T.H., Clark, R.G., Hammock, M.K. and
   Mc Garth, P.P.: Structural, ultrastructural, and
   permeability changes in the ependyma and surrounding
   brain favoring equilibrium in progressive hydrocephalus. Arch. Neurol. 22:397, 1970.
3. Wozniak, M., Mc Lone, D.G., and Raimondi, A.J.:
   Micro- and macrovascular changes as the direct cause
   of parenchymal destruction in congenital murine
   hydrocephalus. J. Neurosurg. 43:535, 1975.
4. Weller, R.O., and Shulman, K.: Infantile hydrocephalus: Clinical, histological and ultrastructural
   study of brain damage. J. Neurosurg. 36:255, 1972
5. Hill, A., and Volpe, J.J.: Normal pressure hydrocephalus in the newborn. Pediatrics 68:623, 1981
6. Allan, W.C., Holt, P.J., Sawyer, L.R., et al.: Ven-
   tricular dilation after neonatal periventricular-
   intraventricular hemorrhage. Amer. J. Dis. Cild.
   136:589, 1982
7. Mc Sherry, J.W., Walters, C.L., and Horbar, J.D.:
   Acute visual evoked potential changes in hydrocephalus. Electroencephalogr. Clin. Neurophysiol.
   53:331, 1982
8. Mantovani, J.F., Pasternak, J.F., Mathew, O., et al.:
   Failure of daily lumbar puncture to prevent hydrocephalus following intraventricular hemorrhage.
   J. Pediatr. 97:278, 1980
9. Papile, L.A., Burstein, J., Burstein, R., et al.:
   Posthemorrhagic hydrocephalus in low-birth-weight
   infants: Treatment by serial lumbar punctures.
   J. Pediatr. 97:278, 1980.
10. Shinnar, S., Gammon, K., Bergman, E.W., Jr., et al.:
    Use of acetazolamide and furosemide to avoid cerebro-
    spinal fluid shunts. J. Pediatr. 107:31, 1985.

Dr. med. Dieter Arnold, Universitäts-Kinderklinik
Mannheim, Theodor-Kutzer-Ufer, 6800 Mannheim 1

Prognose von Hirnblutungen und hypoxisch-ischämischen Hirnläsionen bei
Früh- und Neugeborenen

P.Groneck, J.A.Bliesener, K.Kellermann, K.Rheingans

Hirnblutungen und hypoxisch-ischämische Hirnläsionen beträchtigen zu
einem erheblichen Teil die Prognose kritisch kranker Früh- und Neugeborener (1, 6, 7, 8, 11).
Im folgenden wird gezeigt, inwieweit die psychomotorische Entwicklung
dieser Kinder mit sonografischen Befunden, die in der Frühphase sowie
im weiteren klinischen Verlauf erhoben wurden, korreliert.

Vom 01.08.1981 bis 31.12.1985 wurden bei 183 Früh- und Neugeborenen
pathologische sonografische Befunde erhoben, 139 davon überlebten. 95
dieser Kinder konnten im Alter von 6 Monaten bis 4;9 Jahren nachuntersucht werden, das mittlere Alter betrug 19 Monate. 7 Kinder waren jünger als 1 Jahr, 6 Kinder 4 Jahre alt.

Hirnblutungen wurden in Anlehnung an das Schema von Papile und Burstein
eingeteilt (5). Bei 50 Kindern lagen leichtere Blutungen vom Typ Burstein I und Burstein II vor, 25 davon konnten nachuntersucht werden.
Bei drei Kindern fand sich ein schwerer neurologischer oder mentaler Defekt, 4 Kinder zeigten leichte Auffälligkeiten. Es bestand kein wesentlicher Unterschied in der Prognose, wenn sich bei den sonografischen Kontrolluntersuchungen eine völlige Restitutio oder eine leichte uni- oder
bilaterale Ventrikelerweiterung zeigte. (Tabelle 1)

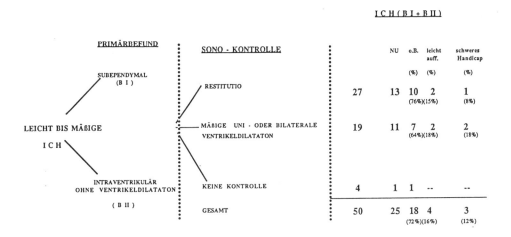

Tabelle 1: Prognose leichter bis mäßiger Hirnblutungen

Unter leichten Auffälligkeiten werden motorische Teilleistungsstörungen, leichte Entwicklungsverzögerungen sowie leichte Paresen ohne wesentliche Beeinträchtigung der Lokomotion zusammengefaßt. Die als schwer gehandicapt bezeichneten Kinder hatten entweder eine schwere Entwicklungsretardierung und/oder eine spastische Di- oder Tetraparese, BNS-Krämpfe, Microcephalie oder eine hypotone cerebrale Bewegungsstörung.

Schwere Hirnblutungen mit Ventrikeleinbruch und -dilatation können mit und ohne begleitende Parenchymverdichtung einher gehen. Eine anfängliche Ventrikeldilatation kann sich fast vollständig wieder zurückbilden oder es entwickelt sich ein progressiver Hydrozephalus mit Shuntbedürftigkeit. Ventrikelblutungen sind oft mit hypoxischen Läsionen assoziiert, die sich sonografisch als Verdichtungen im Parenchym darstellen. Dabei handelt es sich zum einen um ein begleitendes periventrikuläres Ödem, welches sich wieder zurückbilden kann oder zu einer lokalen Atrophie führt. Zum andern kann eine Ventrikelblutung mit einer hämorrhagischen periventrikulären Leukomalazie kombiniert sein, die sich sonografisch als echodichte scharf abgegrenzte rundliche Struktur oberhalb und lateral der Seitenventrikel darstellt. (3) (4). Hieraus entwickelt sich nahezu immer ein zystischer periventrikulärer Defekt. Ein ausgedehnter begleitender Infarkt wird als Burstein IV-Blutung im engeren Sinne bezeichnet. Der Verlauf der morphologischen Veränderungen nach schweren Hirnblutungen ist auf Tabelle 2 dargestellt.

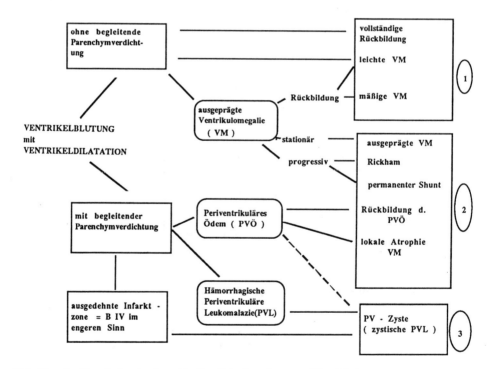

Tabelle 2: Morphologischer Verlauf bei schwerer Hirnblutung

29 Kinder mit schwerer Hirnblutung wurden nachuntersucht. Bei 9 Kindern mit Ventrikelblutung und Ventrikeldilatation, die wieder rückläufige Tendenz zeigte, war kein Kind schwer auffällig. Falls eine erhebliche Ventrikeldilatation resultierte, die mit Shunt versorgt wurde, oder wenn ein begleitendes periventrikuläres Ödem vorhanden war, zeigte die Hälfte der Kinder einen schweren psychomotorischen Defekt. Wurde die Blutung durch eine begleitende periventrikuläre Leukomalazie kompliziert oder lag eine Burstein IV-Blutung vor, so war nur eins von 11 nachuntersuchten Kindern unauffällig. (Tabelle 3). Zur Beurteilung der Prognose schwerer intraventrikulärer Hirnblutungen sind also folgende Faktoren von Bedeutung und sollten sonografisch morphologisch genau beschrieben werden: 1. Ausmaß der Ventrikeldilatation 2. Begleitendes periventrikuläres Ödem 3. Begleitende periventrikuläre Leukomalazie.
Es zeigt sich also, daß die Prognose um so schlechter ist, je ausgeprägter der die Blutung begleitende hypoxische Insult ist.

	n	NU	o.B.	leicht auff.	schwerer neurol/ment. Defekt
1					
B III ohne Parenchymverdichtung	9	9	6 (67%)	3 (33%)	0
2					
B III , ausgeprägte VM, begleitende PVÖ	10	8	3 (38%)	1 (12%)	4 (50%)
3					
B III mit PVL B IV	13	11	1 (9%)	1 (9%)	9 (82%)
Sonstige Blutung	2	1	1		
	34	29 (85%)	11 (38%)	5 (17%)	13 (45%)

Tabelle 3: Prognose schwerer Hirnblutungen

Hypoxisch-ischämische Hirnläsionen werden von uns folgendermaßen eingeteilt (Tabelle 4): 1. Lokale periventrikuläre Verdichtungen: Diese können mäßig ausgeprägt und unscharf begrenzt sein, wir halten diesen Befund für ein passageres fokales periventrikuläres Ödem, es ist in den meisten Fällen reversibel. Dieser sonografische Befund muß in 2 Ebenen darstellbar sein, diskreteste normale Verdichtungen in der hinteren Gefäßscheide, wie sie von Grant beschrieben wurden, sind davon zu trennen (2). Wenn die periventrikulären Echos sehr dicht, aber noch unscharf begrenzt sind, liegt entweder ein schweres fokales Ödem oder ein hämorrhagischer Infarkt vor.Sehr dichte, scharf begrenzte periventrikuläre Echos zeigen sich bei der hämorrhagischen periventrikulären Leukomalazie (9) (10).

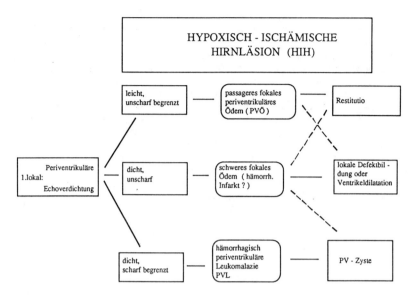

Tabelle 4: Sonografische Morphologie lokaler Läsionen

Bei den Nachuntersuchungen war eines von 16 Kindern mit periventrikulärem Ödem schwer auffällig, jedoch über die Hälfte der Kinder mit lokaler Defektbildung und alle mit isolierter periventrikulärer Leukomalazie (Tabelle 5).

HYPOXISCH-ISCHÄMISCHE HIRNLÄSION

LOKALE VERDICHTUNG

		NU	o. B.	leicht auffällig	schwerer Development-Defekt
1. Periventrikuläres Ödem Restitutio oder leichte Ventrikelasymmetrie	(n = 27)	16 (59%)	11 (69%)	4 (25%)	1 (6%)
2. Periventrikuläres Ödem Lokaler Defekt oder ausgeprägte Ventrikulomegalie (VM)	(n = 7)	7 (100%)	3	– –	4
3. Periventrikuläre Zystenbildung	(n = 4)	3	–	–	3

Tabelle 5: Prognose lokaler hypoxischer Läsionen

Die zweite Gruppe der hypoxisch-ischämischen Hirnläsionen bildet das generalisierte Hirnödem. Dieses wird sonografisch diagnostiziert durch verminderte Gefäßpulsationen sowie enge, nicht mehr abgrenzbare Ventrikel. Teilweise kommt es zur völligen Restitutio, in den meisten Fällen resultiert eine Hirnatrophie mit Ventrikulomegalie, zum Teil mit periventrikulären Zysten. Alle Kinder, bei denen die sonografische Kontrolle einen unauffälligen Befund ergab, waren bei der Nachuntersuchung ebenfalls unauffällig. Diejenigen Kinder, bei denen sich eine Hirnatrophie entwickelte, waren praktisch alle schwerst auffällig (Tabelle 6).

SCHWERES HIRNÖDEM

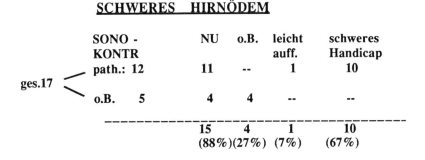

	SONO - KONTR	NU	o.B.	leicht auff.	schweres Handicap
ges.17	path.: 12	11	--	1	10
	o.B. 5	4	4	--	--
		15 (88%)	4 (27%)	1 (7%)	10 (67%)

Tabelle 6: Prognose des generalisierten Hirnödems

Die vorliegende Untersuchung zeigt, daß bei genauer sonografisch-morphologischer Befunderhebung in der Frühphase sowie bei weiteren Kontrollen das Risiko einer ungünstigen Entwicklung relativ präzise eingegrenzt werden kann.

Literatur:

1) FITZHARDINGE, P.M., FLODMARK, O., FITZ, C.R., ASHBY, S.: The prognostic value of CT of the brain in asphyxicated premature infants
Journ Pediatr 1982, 100, 476-481

2) GRANT, E.G., SCHELLINGER, D., RICHARDSON, J.D., COFFEY, M.L., SMIRNIOTOPOULOS, J.G.: Echogenic periventricular halo: normal sonografic finding or neonatal cerebral hemorrhage?
Amer Journ Rad 1983, 140, 793-796

3) HILL, A., MELSON, G., CLARK, H.B., VOLPE, I.I.: Hemorrhagic periventricular leucomalacia: diagnosis by real time ultrasound and correlation with autopsy findings
Pediatrics 1982, 69, 282-284

4) LEVENE, M.I., WIGGLESWORTH, J.S., DUBOWITZ, V.: Hemorrhagic periventricular leukomalazia in the neonate: a real time ultrasound study
Pediatrics 1983, 71, 794-797

5) PAPILE, L.A., BURSTEIN, J., BURSTEIN, R., KOFFLER, H.: Incidence and evolution of subependymal and intraventricular hemorrhage
Journ Pediatr 1978, 92, 529-534

6) STEWART, A.L., THOBURN, R.J., HOPE, P., GOLDSMITH, M., LIBSCOMB, A.P., REYNOLDS, E.O.R.: Ultrasound appearance of the brain in very preterm infants and neurodevelopmental outcome at 18 month of age
Arch Dis Ch 1983, 58, 598-604

7) STEWART, ANN, L.: Follow up-studies
in: Textbook of Neonatology, Ed. NRC Roberton
Churchill, Livingstone 1986

8) STRAßBURG, H.M., BODE, H., DAHMEN, U.: Der prognostische Wert der zerebralen Sonografie
Klin Pädiatr 1986, 198, 385-390

9) TROUNCE, J.Q., FAGAN, D., LEVENE, M.I.: Intraventricular haemorrhage and periventricular leukomalacia: ultrasound and autopsy correlation
Arch Dis Childh 1986, 61, 1203-1207

10) TROUNCE, J.Q., RUTTER, N., LEVENE, M.I.: Periventricular leucomalacia and intraventricular haemorrhage in the preterm neonate
Arch Dis Childh 1986, 61, 1196-1202

11) WILLE, L., KELLER, U., DILLENZ, M., STENZEL, K.: Zur Frühprognose der intracraniellen Blutungen bei Frühgeborenen
Monatsschr Kinderh 1986, 134, 422-427

Namen der Autoren:

GRONECK, P., Dr.
Pädiatrische Intensivstation
Städt. Kinderkrankenhaus
Amsterdamer Straße 59
5000 Köln 60

KELLERMANN, K., Dr.
Sozialpädiatrisches Zentrum
Städt. Kinderkrankenhaus
Amsterdamer Straße 59
5000 Köln 60

BLIESENER, J.A., Priv. Doz.
Radiolog. Abteilung
Städt. Kinderkrankenhaus
Amsterdamer Straße 59
5000 Köln 60

RHEINGANS, K., Dr.
Sozialpädiatrisches Zentrum
Städt. Kinderkrankenhaus
Amsterdamer Straße 59
5000 Köln 60

Städt. Kinderkrankenhaus
Amsterdamer Straße 59
5000 Köln 60

G.Bernert, A.Rosenkranz, G.Zoder

Kinderklinik der Stadt Wien - Glanzing

Einleitung

Vor zirka 5 Jahren hat in Zürich unter dem Thema "Klinisches
Management des kleinen Frühgeborenen" ein vielbeachtetes
internationales Symposium stattgefunden. Eines der Haupt-
themen beschäftigte sich mit dem Follow-up von very low
birthweight Kindern, ein zweites mit der Prognose intracranieller Blutungen. Wir haben jetzt Gelegenheit und
Chance, beide Themen im Lichte der inzwischen verstrichenen
Zeit neuerlich zu behandeln und die Ergebnisse an Hand
größerer Zahlen zu analysieren. Die vorliegende Arbeit
untersucht die Entwicklungsprognose von very low birthweight (VLBW) Säuglingen mit intracraniellen Haemorrhagien.

Methodik

Sämtliche hier vorgestellten Untersuchungen wurden an der
Kinderklinik der Stadt Wien - Glanzing durchgeführt. Für
die Schädelsonographien stand ein mobiler real-time
Sector-Scanner der Fa. ATL, ausgestattet mit einem Multi-
frequenz-Schallkopf für 3,5 und 7 Mhz, zur Verfügung. Eine
Mindestanzahl von 3 Untersuchungen pro Säugling war gefordert, um in die Studie aufgenommen zu werden. Die neurologischen Nachuntersuchungen wurden in der 1.Lebenswoche,
weiters mit 3,6,9 und 12 Monaten nach den Prinzipien von
DUBOWITZ, PRECHTL, BEINTEMA, TOUWEN und VOJTA durchgeführt. Ausschlußkriterien waren zu kurzes Follow-up (weniger
als 12 Monate), chromosomale und nicht chromosomale
congenitale Malformationen sowie andere Erkrankungen, die
die neuromotorische Entwicklung beeinflußen wie z.B. ent-
zündliche Erkrankungen des ZNS, neuromuskuläre Erkrankungen
oder periphere Lähmungen. Nachuntersucht wurden alle Neugeborenen mit einem Geburtsgewicht ≤ 1500g mit und ohne
pathologischem Schädelsonogramm, die zwischen März 1983
und 1986 an unsere Abteilung transferiert wurden. In einem
Mindestalter von 12 Monaten wurden die Patienten einer
von 3 möglichen neurologischen Klassifikationen zugeordnet.
N=normal bedeutet normaler Entwicklungsverlauf, S=suspekt
(bedeutet geringgradige neurologische Auffälligkeiten
ohne Nachweis einer infantilen Cerebralparese (CP) und/oder
ein Entwicklungsquotient (EQ) zwischen 80 und 90 . Unter
A verstanden wir Kinder mit infantiler Cerebralparese,
spastischer, dystoner, ataktischer, hypotoner oder
kombinierter Art, unabhängig von deren Schweregrad und/oder
einem EQ < 80.

Ergebnisse

Zwischen März 1983 und 1986 wurden bei 326 VLBW Frühgeborenen 210 Fälle von intracraniellen Haemorrhagien

diagnostiziert.
Diese wurden nach der von PAPILE vorgeschlagenen Klassifikation in Stadium I^O-IV° unterteilt. Außerdem wurden
Blutungen des Plexus chorioideus und primär intraparenchyma-
töse Hirnblutungen diagnostiziert.
Tab. 1 gibt einen Überblick über diese Zahlen. In der
2. Spalte ist die Überlebensrate bei verschiedengradigen
Haemorrhagien dargestellt. In Übereinstimmung mit der
publizierten Literatur steht diese in reziproker Beziehung
zur Ausdehnung oder Blutung. Die 3. Spalte zeigt die Anzahl der überlebenden Kinder (ÜL), die nach unseren Ausschlußkriterien in das Follow-up (FO) Programm aufgenommen
werden konnten.

	n	ÜL(%)	FO(%)
KONTR.G.	110	84 (76,4)	72 (85,7
SEB I^O	69	52 (75,4)	42 (80,8)
SEB II°	62	40 (64,5)	26 (65)
SEB III°	35	12 (43,3)	11 (94,7)
SEB IV°	23	3 (13)	3 (100)
PLEXUSBL.	20	19 (95)	18 (94,7)
PR.INTRAP.	1	1 (100)	1 (100)

TAB. 1   INTRACRANIELLE BLUTUNGEN: ÜBERLEBENSRATE; FOLLOW-UP

Wir haben uns im Folgenden auf die statistische Analyse der
neuromotorischen Entwicklung von Patienten mit SEB I^O,II°,
III° und Plexusblutungen beschränkt, da nur diese von einer
ausreichenden Patientenzahl überlebt wurden. Die Inzidenz
zweier weiterer, neben dem Geburtsgewicht wichtiger Risikofaktoren ist in Tab. 2 dargestellt, nämlich die Häufigkeit
maschineller Beatmung und Apgar scores ≤ 4 eine Minute postpartal. Die Inzidenz ist nach sonographischer Diagnose
gegeliedert aufgeführt. Es hat sich in dieser Gegen-
überstellung kein statistisch signifikanter Unterschied
zwischen Säuglingen mit und ohne intracranielle Blutung
nachweisen lassen.

	n	m.Beatmung(%)	Apgar ≤ 4(%)
KONTR.G.	72	16 (22,2)	4 (5,6)
SEB I^O	42	6 (14,3)	2 (4,8)
SEB II°	26	5 (19,2)	3 (11,5)
SEB III°	11	4 (36,4)	1 (9,1)
PLEXUSBL.	18	3 (16,7)	2 (11,1)

TAB. 2   INZIDENZ VON MASCH.BEATMUNG UND APGAR ≤ 4

In Tab. 3 sind die Follow-up Ergebnisse dargestellt. Der
Prozentsatz normal entwickelter Säuglinge nach SEB I^O,II°

III° und Plexusblutungen lag zwischen 76 und 86% und unterschied sich nicht signifikant von der Kontrollgruppe.
Von 3 überlebenden Säuglingen mit SEB IV° entwickelte sich
einer normal und einer gering auffällig. Der Patient mit der
ausgedehntesten Parenchymbeteiligung leidet an einer spas-
tischen Cerebralparese.
Ein Kind mit einer primär intraparenchymatösen Blutung
zeigte eine unauffällige neuromotorische Entwicklung.

	n	N(%)	S(%)	A(%)
KONTR.G.	72	62(86,1)	9(12,5)	1(1,4)
SEB I^{O}	42	36(85,7)	5(11,9)	1(2,4)
SEB II°	26	20(76,9)	6(23,1)	-
SEB III°	11	9(81,8)	2(18,2)	-
SEB IV°	3	1(33,3)	1(33,3)	1(33,3)
PLEXUSBL.	18	15(83,3)	3(16,7)	-
PR.INTRAP.	1	1(100)	-	-

TAB. 3   NEUROMOTORISCHE ENTWICKLUNG

Diskussion

In den letzten Jahren hat sich die prognostische Einschätzung haemorrhagischer intracranieller Laesionen in
mehrfacher Hinsicht geändert. Als entscheidender Faktor
der neurologischen Morbidität wird Vorhandensein und Ausdehnung der Parenchymbeteiligung gewertet (VOLPE), während
andere Faktoren wie z.B. Größe der primären Keimlager-
blutung oder Auftreten einer passageren posthaemorrhagischen
Ventrikeldilatation eher von untergeordneter Bedeutung zu
sein scheinen. In unserem Krankengut hat sich diese Auffassung insofern bestätigt, als intracranielle Blutungen
ohne Parenchyminvolvierung sich prognostisch nicht von
der Kontrollgruppe ohne intracranielle Laesion unterschieden. Dieser Punkt sollte besonders im Zusammenhang
mit großen intraventriculären Blutungen wie z.B. SEB Stadium
III (Ventrikelausguß und Ventrikeldilatation) betont werden.
Die Diskussion um die pathophysiologische Natur von in
der periventriculären weißen Substanz entstehenden Parenchymlaesionen ist noch nicht abgeschlossen. Es scheint sich
in jedem Falle um Kombinationen von haemorrhagisch und
hypoxisch-ischemischen Laesionen zu handeln. Dieser Umstand wiederum läßt die Auffassung von Subependymalblutung
Stadium IV als Ergebnis der Progredienz einer Subependymalblutung Stadium III als zu simplifiziert erscheinen. Die
Klassifikation als Subependymalblutung Stadium IV täuscht
somit in ungerechtfertigter Weise eine nosologische und
prognostische Einheitlichkeit einer Laesion vor. In Über
einstimmung mit den Erfahrungen anderer Autoren (DE VRIES,
GUZETTA) zeigten unsere Patienten mit Subependymalblutung
Stadium IV sehr unterschiedliche Entwicklungsverläufe und

unterstreichen somit die Problematik dieser Diagnose.

Zusammenfassung

1) Patienten mit intracraniellen Blutungen ohne Parenchymbeteiligung unterschieden sich hinsichtlich ihrer Entwicklungsprognose nicht von Kindern vergleichbarer Risikos
ohne Blutung.
2) Patienten mit Parenchymlaesionen haben grundsätzlich
eine ungünstigere Prognose, die in strikter Beziehung zu
Ausdehnung und Lokalisation steht.

Literatur

DE VRIES L.S.,L.M.S.DUBOWITZ, V.DUBOWITZ, A.KAISER, S.LARY,
M.SILVERMAN, A.WHITELAW, J.S.WIGGELSWORTH: Predictiv value
of cranial ultrasound in the newborn baby: a reappraisal.
Lancet II (1985) 137

DUBOWITZ L.M.S., V.DUBOWITZ: The neurological assessment
of the preterm and full-term newborn infant: Clinics in
developmental medicine No.79 London:Heinemann 1981

GUZETTA F.,G.D.SHACKELFORD, S.VOLPE, J.M.PERLMAN, J.J.VOLPE:
Periventricular intraparenchymal echodensities in the
premature newborn: Critical determinant of neurologic outcome. Pediatrics 78 (1986) 995

PRECHTL H.F.R., D.J.BEINTEMA: Neurologische Untersuchung
des reifen Neugeborenen. Georg Thieme Verlag Stuttgart (1976).

TOUWEN B.C.L.: Die Untersuchung von Kindern mit geringen
neurologischen Funktionsstörungen. Georg Thieme Verlag (1982)

VOJTA V.: Die cerebralen Bewegungsstörungen im Säuglings-
alter, Ferdinand Enke Verlag Stuttgart, 3.Aufl. (1981)

VOLPE J.J., P.HERSCOVITCH, J.M.PERLMAN, M.E.RAICHLE:
Positron emission tomography in the newborn: extensive
impairment of regional blood flow with intraventricular
hemorrhage and hemorrhagic intracerebral involvement.
Pediatrics 72 (1983) 589

VOLPE J.J.: Neurology of the newborn, 2nd Ed.
Saunders Philadelphia (1987)

Anschrift des Autors:
Dr. Günter BERNERT
Kinderklinik der Stadt Wien - Glanzing
Glanzinggasse 37
A - 1190 Wien (Austria)

IV. Die Ernährung des kleinen Frühgeborenen

Sabina Kowalewski, UKK Bonn, BRD

Frühgeborene mit extrem niedrigem Geburtsgewicht sind eine neue Entität. Was wissen wir wirklich über die Bedingungen des postnatalen Wachstums? Kennen wir die Erfordernisse einer normalen somatischen, neurologischen und intellektuellen Entwicklung?

Reifung ist keine Funktion des Körpergewichts. Postnatale Entwicklung wird nicht allein vom Gestationsalter bestimmt. Viele Stoffwechselleistungen Frühgeborener zeigen hingegen eine enge Beziehung zum postnatalen Lebensalter.

Als Beispiel sei der Bilirubinstoffwechsel genannt. Die Induktion des koppelnden Glukuronyltransferasesystems erfolgt bei reifen und unreifen Neugeborenen durch das Substrat Bilirubin.

Wie steht es um die Digestionskapazität und die Energieerfordernisse sehr kleiner, unreifer Frühgeborener? Die Empfehlungen des Committee on Nutrition der American Academy of Pediatrics (1977) scheinen schlüssig: "The optimal diet for the low-birth-weight infant may be defined as one that supports a rate of growth approximating that of the third trimester of intrauterine life, without imposing stress on the developing metabolic and excretory systems."

Dennoch bleiben einige Fragen:
1. Ist adäquates postnatales Wachstum gleich der in-utero-Wachstumsrate?
2. Kann "inadäquate" postnatale Ernährung später kompensiert werden?
3. Hat körperliches Wachstum eine Beziehung zur intellektuellen Entwicklung?
4. Beeinflußt eine Energiezufuhr über den Mindestbedarf hinaus die Wachstumsrate?

Diese Fragen können nicht ohne weiteres beantwortet werden, weil wir Möglichkeiten und Grenzen der postnatalen Adaptation erst allmählich kennenlernen.

Vergegenwärtigen wir uns beispielsweise die verschiedenen Methoden, den Proteinbedarf Frühgeborener zu ermitteln:
1. Proteinzufuhr in Beziehung zur Gewichtszunahme.
   Aber: die älteste und einfachste Methode des Wägens und Messens sagt nichts über das wahre Wachstum, die Zunahme der Zellmasse.
2. Hypothetische Berechnungen, die auf einem "Referenzfeten" basieren.
   Aber: Es ist nicht bewiesen, daß eine Gewichtszunahme entsprechend der intrauterinen Wachstumskurve optimal und notwendig ist.

3. Stickstoffbilanzstudien.
   Diese Studien wurden mit Sorgfalt von der Arbeitsgruppe um SENTERRE (1) durchgeführt.
   Aber: sie verbieten sich bei sehr kleinen, kranken
   Frühgeborenen. Ob Analogieschlüsse zu den bisherigen Studien erlaubt sind, ist zweifelhaft.
4. Proteinzufuhr in Beziehung zu Wachstumsrate und Stoff-
   wechselwirkung.
   Diese Stoffwechselstudien, die seit einem Jahrzehnt
   von der Arbeitsgruppe um RÄIHÄ (2,3) vorgelegt werden,
   markieren die Grenzen der Belastbarkeit. Sie scheinen
   dafür zu sprechen, daß Muttermilch ("preterm milk")
   eine physiologische und gut verträgliche Nahrung ist.

Schließlich: In allen Studien sind in der Gruppe der
very-low-birth-weight immer nur einzelne FG mit einem
Geburtsgewicht unter 1.000 g vertreten. Mit Ausnahme der
multizentrischen Studie von LUCAS et al. (4) handelt es
sich um "unkomplizierte" Frühgeborene. Es fehlen die
kranken VLBW.

In einigen Punkten können wir vielleicht den Empfehlungen
der American Academy of Pediatrics (5) folgen:
Protein   2,25 - 5,0 g/kg x Tag
KH   4o - 5o% der Gesamtkalorien
Fett   4o - 5o% der Gesamtkalorien
Linolsäure   mind. 3o%   der Gesamtkalorien
MCT   Einsatz möglich

Wir kommen zu der Frage, auf welche Weise man den kleinen,
kranken Frühgeborenen die notwendige Energie zuführen soll.
Ich vertrete die Ansicht, daß der enteralen Ernährung der
Vorzug zu geben ist. Die Vorzüge sind:
     Die physiologische Weise der Nahrungszufuhr
     Die Stimulation der Peristaltik des Digestionstraktes
     Die Induktion der Enzyme des Bürstensaumes
     Die Stimulation der Lipasen, Proteasen und Gallensäuren
     Die Stimulation der Enterohormone

Die Funktionen des Digestionstraktes werden durch das
Substrat Nahrung induziert und zwar weitgehend unabhängig
vom Gestationsalter. (aus Untersuchungen der Arbeitsgruppe
Lucas, Bloom, Aynsley-Green)
Die beiden Graphiken sollen das verdeutlichen.(6,7)

Wie Sie aus der Graphik (Abb. 1) ersehen, führt die Milch-
fütterung Frühgeborener zu einem eindrucksvollen Anstieg
aller gemessenen Enterohormone. Die Triggerwirkung ist
nach Bolusmahlzeiten ausgeprägter als unter kontinuierlicher Milchzufuhr.

Daß unter parenteraler Ernährung die basalen Plasmakonzentrationen am 6. LT mit Ausnahme des Secretin sehr niedrig
bleiben, zeigt die nächste Graphik. (Abb. 2)

Wenn es bei schwerstkranken Frühgeborenen in den ersten
Lebenstagen nicht möglich ist, einen systematischen Nahrungsaufbau zu beginnen oder durchzuführen, sollte man auf

jeden Fall kleinste Mengen Milch füttern, um die Hormone
zu stimulieren (8). Es ist dokumentiert, daß schon eine
5-tägige totale parenterale Ernährung zur subtotalen Zotten-
atrophie führt.

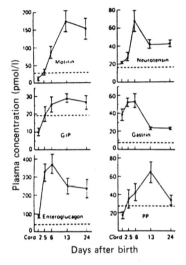

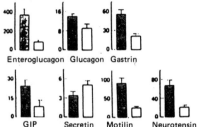

Figure 8.6 Basal plasma concentrations of gut hormones (pmol/l ± SEM) on the 6th day in
preterm infants who have been enterally fed since birth (■) compared with those who,
because of hyaline membrane disease, had been deprived of enteral feeding since birth and
maintained on intravenous dextrose

(Lucas 1983)

Abb. 2

Postnatal surges of gut hormones
(pmol/l ± SEM) in preterm infants

(Lucas 1983)
Abb. 1

Welcher Milch sollen wir bei der enteralen Ernährung
kranker, sehr kleiner Frühgeborener den Vorzug geben?
Die Ansichten gehen - nicht nur in diesem Auditorium -
auseinander. Verschiedene Arbeitsgruppen sind zu unterschiedlichen Ergebnissen und Empfehlungen gekommen.

Ich gehöre mit den Skandinaviern (Arbeitsgruppe um RÄIHÄ,
SVENNINGSEN (9,10)), den Kanadiern (SWYER, Stephanie ATKIN-
SON (11,12,13)), mit GROSS (14), TÖNZ (15), NARS (16) und
HOHENAUER (17) - um nur einige zu nennen - zu denjenigen,
die der Ernährung mit Muttermilch, d.h. "preterm milk",
gegenüber Kuhmilchpräparaten den Vorzug geben.

Das will ich begründen:
Alle Kuhmilchpräparate für Frühgeborene versuchen ja, die
Zusammensetzung einer solchen Spezialformula weitgehend
der Frauenmilch anzugleichen, weil Komposition und Dige-
stibilität der "preterm milk" einzigartig sind.
Die Vorteile im Vergleich zu Kuhmilch sind:
Protein
        hoher Anteil an Lactalbumin
        hoher Anteil an Non-Protein-N
        günstiges AS-Muster
Fett
        gute Resorption

Sekretorisches IgA, Lactoferrin, Lysozym, Makrophagen,
Enzyme (Milchlipase).

Das Protein der Muttermilch ist nicht nur überwiegend
Molkenprotein - dies wird auch Frühgeborenenformulae
zugesetzt - sondern vor allem Lactalbumin. Formulaprotein
ist überwiegend Beta-Lactoglobulin, dem eine hohe antigene
Aktivität zugeschrieben werden muß (18).
Außerdem enthält Muttermilch bis zu 25% Nicht-Protein-N
(19). Der hohe Anteil an Taurin in Frauenmilch ist bekannt. Taurin ist infolge des Cystathionasemangels transitorisch als essentielle Aminosäure anzusehen und hat möglicherweise eine Bedeutung für den Hirnstoffwechsel (20).
Unter der Ernährung mit Muttermilch treten keine AS-Imba-
lanzen auf (9). Die in einigen Studien nachgewiesene etwas
geringere tägliche Gewichtszunahme (1,9,21) sowie vorüberge-
hend niedrigere Serum-Albuminkonzentrationen (2, 22) sind
wahrscheinlich ohne Krankheitswert.
Die interindividuellen Schwankungen der Werte sind erheblich.
Das Aufstellen von Normalwerten anhand großer Klassen sehr
unreifer, sehr untergewichtiger FG verbietet sich.

Ein weiterer Vorteil ist der hohe Gehalt an Immunglobulinen
und Zellen im Vergleich zu KM-Präparaten. Sekretorisches IgA
blockiert die Adhärenz von Bakterien an der Mucosa, es inak-
tiviert Enterotoxine. Gemeinsam mit den Makrophagen verhindert es die Absorption von Nahrungsantigenen. Lactoferrin
wirkt bakteriostatisch. Lysozym wirkt bakterizid. Makrophagen
können Bakterien und Candida phagozytieren. (23,24).

Gehen wir zur Fettdigestion über.
Wir wissen, daß der Fet ab der 22. SSW Gallensäuren bildet
(25,26). Gallensäurenpool und Pankreaslipaseaktivität sind bei
NG und FG aber niedrig. Hierfür treten transitorisch Zungen-
lipase und Frauenmilchlipase ein.
Vergegenwärtigen wir uns die Schritte der Fettverdauung:
Emulsifikation, Hydrolyse, Solubilisation, Mucosavorgänge.
Die Zungenlipase - 1973 von OLIVECRONA und Mitarb. isoliert -
wird ab der 26. SSW im Magenaspirat Frühgeborener gefunden.
Die Emulsifikation wird durch die Magenperistaltik gefördert. Die Magenmotilität ist unter FM günstiger als unter
KM (27,28).
Die Frauenmilchlipase - 1953 vom damaligen Vorstand des
Basler Kinderspitals Ernst FREUDENBERG - charakterisiert,(29)
liegt als serumaktivierte Lipoproteinlipase und als gallen-
säurenaktivierte Lipase vor. Ihre hohe Wirksamkeit ist darin
begründet, daß sie
1. Triglyzeride vollständig zur FFS und Glyzerol hydrolysiert.
2. Substrate in wasserlöslicher und fettlöslicher Form
   hydrolysieren kann.(30, 31)

Was spricht nun gegen MCT-angereicherte KM-Präparate?
Es ist unbestritten, daß trotz Teilaustausch der Fette
mit definiertem Anteil an Linolsäure in KM-Formulae die
Fettabsorptionsraten niedriger sind als bei FM und "preterm milk". Seit 1971 ist bekannt, daß FG die MCT besser
absorbieren können als LCT (32). Die ESPGAN empfahl daher
1986 in Edinburgh den Zusatz von 3o-5o% MCT, während die
AAP dies noch zurückstellte. Einige Arbeiten stützen die
Annahme, daß dadurch eine bessere Gewichtszunahme erreicht
wird (33,34, 35   ).

Interessant ist, daß WHYTE et al. (36) in einer sorgfälti-
gen Bilanzstudie, in der sie in isokalorischen Nahrungen
3% MCT-Zufuhr mit 50% MCT-Zufuhr bei FG verglichen, keine
signifikanten Unterschiede in Energieaufnahme, Stickstoff-
retention, Gewichtszunahme, Längenwachstum, Kopfumfangs-
wachstum finden konnten. Auf mögliche unerwünschte Nebenwirkungen der über die Pfortader unmittelbar in der Leber
freigesetzten und rasch oxydierten MCT will ich hier nicht
sprechen (37).
Ob KM-Präparate mit höherem MCT-Zusatz wirklich die Alternative zu "preterm milk" sein können, bleibt weiteren Studien vorbehalten.

Es bleiben jetzt noch einige praktische Empfehlungen zur
Ernährung sehr kleiner, kranker Frühgeborener.

Fütterungsregime für very-low-birth-weight (VLBW) UKK Bonn

Nahrung: Muttermilch ("preterm milk") oder
                    Preterm-Formula (Humana OF(R)), Prematil(R)

Beginn: 2-3 Stunden nach der primären Erholung
                    Bei Geburtsgewicht unter 1.ooo g und/oder
                    schwerem HMS erst nach 24 (-36) Stunden

Mengen: 1. Tag: 2o ml/kg Geb.-Gew./Tag
                    2. Tag: 3o ml/kg Geb.-Gew./Tag
                    3. Tag: 4o ml/kg Geb.-Gew./Tag
                    4. Tag: 5o ml/kg Geb.-Gew./Tag
                    Bei guter Verträglichkeit täglich um
                    1o (-15) ml/kg Geb.-Gew. steigern.
                    Bei Muttermilch ("preterm milk") bis auf
                    2oo ml/kg KG/Tag
                    Bei Preterm-Formula bis auf 185 ml/kg KG/Tag

                    Bei Hypoperistaltik und/oder Restmengen
                    in kleineren Schritten und größeren
                    Intervallen steigern.

Supplementation: Bei SGA zusätzlich Dextroneonat(R)
                    2-5 ml/kg Geb.-Gew./Tag

                    CPS und Vitamin D nach Protokoll

                    Nach 1o Tagen Zusatz von LAD(R)
                    (1-2%) bei Muttermilch

                    Nach 1o Tagen Dextroneonat(R)
                    durch MD ersetzen

Zahl der   12 (-8) Mahlzeiten, die fraktioniert
Mahlzeiten: sondiert werden

                    Bei sehr unreifen FG evtl. mittels Perfusor
                    (1 Stunde Nahrung/ 1 Stunde Pause)

Nahrung bis zum
Zeitpunkt der
"preterm-milk":   Alfaré(R)

Wichtig ist, daß man für dieses Vorgehen sehr gute, sehr
erfahrene Schwestern hat und daß man das Regime individuell
dem jeweiligen Frühgeborenen anpaßt.

Das Monitoring unter solchem Ernährungsregime gestalten wir
schonend und doch effektiv.

Monitoring unter enteraler Ernährung

Körpergewicht - täglich
    Kopfumfang - wöchentlich
    Länge   - wöchentlich
Körpertemparatur
Hydratation
Bauchumfang
Stühle (Zahl, Menge, Konsistenz, occultes Blut,
        reduzierende Substanzen)
Harnmenge (Windeln wiegen)
Blutgase, Serumeiweiß, Ca, P. ALP

NB: Häufige Kontrollen der Laborparameter führen zu iatrogener Anämie!

Probleme mit NEC haben wir nicht.
Frühgeborene unter 7oo g Geburtsgewicht sind dabei allerdings eine hochgefährdete Gruppe, die oft über einen längeren Zeitraum eine kombinierte enterale und parenterale Ernährung erhalten müssen.

Was spricht nun eigentlich gegen die bevorzugte Verwendung
von Kuhmilchpräparaten? Ich meine, daß es die Vorteile der
"preterm milk" sind, die man in den speziellen FG-Formulae
nachzuahmen versucht, gleichwohl aber nicht erreichen kann.
Wenn keine "preterm milk" der eigenen Mutter zur Verfügung
steht, benutzen wir eine Preterm-Formula. Eine prospektive
vergleichende Ernährungsstudie ist im Gange.
Bislang möchte ich - leicht abgewandelt - dem Satz von
NIELS ROSEN v. ROSENSTEIN zustimmen:
"A preterm infant ought to get a sufficient quantity
of good nourishment if it is to thrive well.
The best food is - so far as we know - probably,
the mother's milk".

1. PUTET,G.,J.SENTERRE,J.J.RIGO and B.SALLE
   J.Pediatr. (1984) 1o5, 79-85

2. RÄIHÄ,N.C.R.,K.HEINONEN,D.K.,RASSIN and G.GAULL
   Pediatrics (1976) 57, 659-674

3. RÄIHÄ,N.C.R.
   Physiological and Biochemical Basis of Perinatal Medicine
   1st Int.Meet.Paris 1979, Karger-Basel 1981 pp.79-89

4. LUCAS,A.,S.M.GORE,T.J.COLE,M.F.BAMFORD,J.F.B.DOSSETOR,
   J.BARR,L.DICARLO,S.CORK and P.J.LUCAS
   Arch.Dis.Child. (1984) 59, 722-73o

5. American Academy of Pediatrics-Committee on Nutrition
   Nutritional Needs of Low-Birth-Weight Infants
   Pediatrics (1985) 75, 976-986

88

6. LUCAS,A.,S.R.BLOOM and A.AYNSLEY-GREEN
   Biol.Neonate (1982) 4, 63-67

7. LUCAS,A.
   in: Perinatal Medicine - R.Boyd/F.C.Battaglia Eds.
   Butterworths London/Boston 1983 pp.172-2oo

8. AYNSLEY-GREEN,A.
   J.Pediatr.Gastroenterol.Nutr. (1983) 2 (Suppl.1), 1o8-112

9. RÄIHÄ,N.
   J.Pediatr.Gastroenterol.Nutr. (1983) 2 (Suppl.1), 26o-265

1o. SVENNINGSEN,N.W.,M.LINDROTH and B.LINDQUIST
    Acta Paed.Scand. (1982) Suupl.296, 28-31

11. REICHMAN,I.,Ph.CHESSEX,G.PUTET,G.VERELLEN,J.M.SMITH,
    T.HEIM and P.R.SWYER
    New Engl.J.Med. (1981) 3o5, 1495-15oo

12. CHESSEX,P.,B.REICHMAN,G.VERELLEN,G.PUTET,J.M.SMITH,
    T.HEIM and P.R.SWYER
    J.Pediatr. (1983) 1o2, 1o7-112

13. ATKINSON,S.A.,M.H.BRYAN and G.H.ANDRESEN
    J.Pediatr. (1981) 99, 617-624

14. GROSS,S.J.
    New Engl.J.Med. (1983) 3o8, 237-241

15. TÖNZ,O.,G.SCHUBIGER
    Helv.paed.Acta (1985) 4o, 235-247

16. NARS,P.W.
    Monatsschr.Kinderheilkd. (1984) 32, 233-237

17. HOHENAUER,L.
    Pädiatrische Intensivmedizin V (F.Pohlandt Hrsg.)
    Thieme Stuttgart 1983 pp. 42-47

18. HANSON,L.Å.,C.BRINTON,B.CARLSSON,U.DAHLGREN,L.MELANDER,
    A.SUTTON and T.SÖDERSTRÖM
    Acta Paed.Scand. Suppl. 296 (1982) 53-55

19. ESPGAN-Commettee on Nutrition
    Acta Paed. Scand. Suppl. 3o2 (1982) pp. 1-27

2o. GAULL,G.E.
    J.Pediatr.Gastroenterol.Nutr. (1983) 2 (Suppl.1) 266-271

21. CARLSSON,S.E. and L.A. BARNESS
    J.Pediatr.Gastroenterol.Nutr. (1983) 2 (Suppl.1) 81-87

22. RÖNNHOLM,K.A.R.,J.PERHEENTUPA and M.A. STIMES
    Pediatrics (1986) 77, 649-653

23. GOLDMAN,A.S.
    J.Pediatr.Gastroenterol.Nutr. (1986) 5, 343-345

24. GOLDMAN,A.S.,L.W.THORPE,R.M.GOLDBLUM and L.Å.HANSON
    Acta Paed.Scand. (1986) 75, 689-695

25. HARRIES,J.T.
    Acta Paed.Scand. (1982) Suppl. 296, 17-23

26. STRANDVIK,B.
    Acta Paed.Scand. (1982) Suppl. 296, 71-74

27. CAVELL,B.
    Acta Paed.Scand. (1981) 7o, 639-641

28. SIEGEL,M.,KRANTZ,B. and E.LEBENTHAL
    Gastroenterology (1985) 89, 785-79o

29. FREUDENBERG,E.
    Karger/Basel 1953

3o. HAMOSH,M.
    J.Pediatr.Gastroenterol.Nutr.2 (1983) (Suppl.1) 248-251

31. HERNELL,O. and L.BLACKBERG
    J.Pediatr.Gastroenterol.Nutr. (1983) 2 (Suppl.1) 242-247

32. TANTIBHEDHYANGKUL,P. and S.A.HASHIM
    Bull.N.Y.Acad.Med. (1971) 47, 17

33. ROY,C.C.,M.STE-MARIE,L.CHARTRAND,A.WEBER,H.BARD and
    B.DORAY
    J.Pediatr. (1975) 86, 446-45o

34. BROOKE,O.G.,C.WOOD and J.BARLEY
    Arch.Dis.Child. (1982) 57, 898-9o4

35. RÖNNHOLM,K.A.R.,SIMELL,O. and M.A.SIIMES
    Pediatrics (1984) 74, 792-799

36. WHYTE,R.K.,D.CAMPBELL,R.STANHOPE,H.S.BAYLEY and
    J.C.SINCLAIR
    J.Pediatr. (1986) 1o8, 964-971

37. OKAMOTO,E.,C.R.MUTTART,C.L.ZUCKER and W.C.HEIRD
    Amer.J.Dis.Child. (1982) 136, 428

Die nekrotisierende Enterocolitis beim intensivgepflegten Frühgeborenen

M.Kuttnig, W.D.Müller, H.Eyb, E.Ritschl, H.M.Grubbauer
Univ.-Kinderklinik Graz, Department für Neonatologie
M. Höllwarth, Univ.-Kinderchirurgie Graz

Einleitung

Die nekrotisierende Enterocolitis (NEC) ist die häufigste
erworbene Darmerkrankung des intensivgepflegten Frühgeborenen
und zugleich mit einer hohen Mortalität behaftet (5, 9, 15).
Da die Inzidenz einerseits deutlich zwischen einzelnen Neuge-
borenenabteilungen, andererseits aber auch während verschiedener Zeiträume an ein und derselben Abteilung schwankt,
spricht man vom endemischen und epidemischen Auftreten der
Erkrankung. Vorrangige Risikofaktoren bei der Entstehung der
Erkrankung sind Unreife, peripartale Asphyxie, Infektion,
orale Ernährung, Nabelarterien- bzw. Nabelvenenkatheter (15,
9). Besonders bei epidemischem Auftreten der nekrotisierenden Enterokolitis scheinen Infektionen bzw. hohe enterale
Keimzahlen eine große Rolle zu spielen (4). Orale Ernährung -
Frühfütterung, große Nahrungsmengen, rasches Steigern - sind
ebenfalls als gesicherte Risikofaktoren anzusehen (9,10,15).

Über eine mögliche Prophylaxe der nekrotisierenden Enterokolitis mit oral verabreichten Aminoglykosiden haben EGAN 1976
(8) und GRYLACK 1978 (11) erstmals berichtet.

Als es an unserer neonatologischen Abteilung 1982 zu einem
epidemischen Auftreten von nekrotisierender Enterokolitis
mit gehäuft positiven Stuhlkuturen von Klebsielle pneumoniae
und Escherichia coli kam, haben wir uns für ein prospektives
Ernährungsregime mit restriktiver oraler Ernährung und oraler
Antibiotikaprophylaxe bei allen unseren intensivgepflegten
Patienten (Frühgeborene und Reifgeborene) entschlossen.

Patientengut und Methodik

Die Diagnose der nekrotisierenden Enterokolitis wurde anhand
von klinischen und röntgenologischen Kriterien gestellt.
Als klinische Zeichen gelten:
1) geblähtes Abdomen
2) Restvolumen des Magens
3) positive Stuhl-Benzidinprobe bzw.makroskopisch Blut im
   Stuhl
4) galliges Erbrechen
5) Abwehrspannung des Bauches
6) septisches Zustandsbild, Apnoen, Azidose, Hypotension und
   Schock
Als röntgenologische Zeichen gelten:
1) Pneumatosis intestinalis
2) freis Gas im Pfortadersystem
3) Aszites
4) Pneumoperitoneum

Als Einteilungsprinzip der NEC übernahmen wir eine modifi-
zierte Stadieneinteilung, die BELL und Mitarbeiter 1978 erstmals vorgeschlagen haben (5). Darin wird die NEC in drei
Stadien eingeteilt: Stadium I beschreibt den NEC-Verdacht

mit negativem Röntgenbefund, wohingegen Stadium II und III
klassische NEC-Fälle mit positiven Röntgenbefunden (Pneumatosis intestinalis, Pneumoperitoneum) sind.
Der Nahrungsaufbau im Zeitraum 1.1.1983 bis 31.12.1986 erfolgte für alle intensivgepflegten Patienten nach einem
standartisierten Ernährungsschema. Wir begannen mit einer
oralen Ernährung erst am 2. Lebenstag (bei hohem Risiko am
3. Lebenstag), ernährten mit pasteurisierter Frauenmilch
und nur in Ausnahmefällen mit volladaptierter Formel. Wir
begannen mit einer minimalen Dosis (2-5 ml/kg in sechs
Einzelportionen) und steigerten langsam alle 24 Stunden
um ca. 20 ml/kg/die auf maximal 50 % des Kalorienbedarfes
während der Intensivpflege. Zusätzlich wurde eine orale
Gentamycin-Prophylaxe mit 15 mg/kg/die in zwei Einzeldosen
verabreicht.

In Tabelle 1 ist das Patientengut, das in diesem Zeitraum so
behandelt wurde, dargestellt. Zusammengefaßt ergaben das
1711 Intensivpatienten, davon 838 Frühgeborene. Insgesamt
wurden 1022 Patienten maschinell beatmet.

	1983	1984	1985	1986
Gesamteinweisungen an die Neugeborenen-Station	556	474	555	528
Intensiv-pflegepatienten	424	392	438	453
davon Frühgeburten	229	193	220	196
maschinelle Beatmung	288	251	248	225

Tab.1: Patientengut im Zeitraum 1983-1986 mit
       restriktivem oralen Ernährungsaufbau
       und oraler Gentamycin-Prophylaxe

Die Aufschlüsselung der wichtigsten Risikofaktoren unserer
838 Frühgeborenen zeigt Tabelle 2.

Gesamtaufnahmen $GG \leq$ 2.500 g	1983 - 1986 838
pp Asphyxie	236 (28,2 %)
IRDS	284 (33,9 %)
AIS	87 (10,4 %)
PDA	143 (17,1 %)

Tab.2: Risikofaktoren der Frühgeborenen

Ergebnisse
Die NEC-Inzidenz der 838 solcher Art behandelten Frühgeborenen
ist in Tabelle 3 gezeigt. Eine gesicherte NEC wiesen drei
Patienten auf, was einer Inzidenz von 0,36 % entspricht.
Ein Patient ist daran verstorben. Zwei Frühgeborene hatten
einen NEC-Verdacht.

	1983	1984	1985	1986	Gesamt
Frühgeborene mit Intensivpflege	229 (100%)	193 (100%)	220 (100%)	196 (100%)	838 (100%)
gesicherte NEC	1 (0,43%)	2 (1,03%)	0	0	3 (0,36%)
NEC-Verdacht	1 (0,43%)	0	1 (0,45%)	0	2 (0,24%)
an NEC verstorben	0	1 (0,5%)	0	0	1 (0,12%)

Tab.3: Jährliche Inzidenz bei Frühgeborenen

Betrachtet man alle intensivgepflegten Patienten an unserer
Abteilung in Tabelle 4, so kommt in diesen vier Jahren nur
ein einziger NEC-Fall eines reifen Neugeborenen hinzu, und
die Inzidenz beträgt dann bei insgesamt vier Fällen auf
1707 Patienten 0,23 %.

	Gesamtzahl	NEC-Fälle	%
Frühgeborene mit Intensivpflege	838	3	0,36
reife Neugeborene mit Intensivpflege	869	1	0,11
insgesamt	1707	4	0,23

Tab.4: NEC-Inzidenz bei allen Intensivpatienten
        1983 - 1986

In Tabelle 5 sind die Frühgeborenen mit NEC nach ihren
Krankheiten und Risikofaktoren aufgegliedert. Alle waren
Frühgeborene der 3o. SSW., alle hatten ein IRDS, waren
beatmet, hatten Transfusionen bzw. Blutaustausche, alle
waren zum Zeitpunkt der Erkrankung oral ernährt.

	gesicherte NEC			NEC-Verdacht	
	R.S.	M.M.	P.M.	W.K.	M.K.
	15.1.84	24.9.84	8.11.83	3.11.85	7.7.83
Gestationsalter	30	30	30	28	31
Geburtsgewicht	1230	1550	930	970	1720
perip.Asphyxie	+	-	+	-	-
IRDS	I-II	IV	I	-	II
Beatmung	+	+	+	+	+
Anämie	+	+	+	+	+
Blut-AT,Transf.	+	+	+	+	+
PDA	+	-	-	-	+
cyanot.Vitien	-	-	-	-	+
1.orale Fütterung(LT)	2	2	2	2	2
volladapt.Formel	-	-	+	-	-
oro-gastrale Ernährung	+	+	+	+	+
Sepsis ohne NEC	+	+	-	-	+

große Nahrungsmengen, Darmmißbildungen, Thrombocytose,HVS,
NAK - NVK, Darmbesiedelung mit nekrot.Keimen bei allen
Patienten negativ

Tab.5: Gliederung der Frühgeborenen mit NEC nach ihren
        Risikofaktoren und Krankheiten

Im zweiten Jahr der oralen Gentamycin-Prophylaxe haben wir
alle bakteriologischen Untersuchungen der Univ.-Kinderklinik
Graz statistisch erfaßt, um mögliche Resistenzentwicklungen
und vermehrtes Auftreten von Pilzinfektionen rechtzeitig zu
erfassen. Dabei zeigt sich, daß im Vergleich mit anderen
Abteilungen, die Neonatologie nicht mehr Pilzinfektionen
hatte. Außerdem lag die Neonatologie mit über 80 % Gentamycin
empfindlichen Escherichia coli Stämmen im gleichen Bereich
wie die anderen Abteilungen. Abbildung 1 zeigt die Empfindlichkeit verschiedener Bakterien gegenüber den gängigen Antibiotika an der Neonatologischen Abteilung.

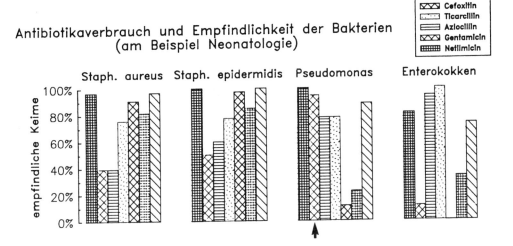

Abb. 1: Empfindlichkeit der Bakterien gegenüber einzelner
Antibiotika an der Neonatologie nach 1 Jahr Gentamycin-Prophylaxe. Der Pfeil zeigt die Empfindlichkeit von Pseudomonas gegenüber Gentamycin (ca. 90 %).

Diskussion

Versuchen wir, unsere Ergebnisse einer NEC-Inzidenz von 0,23 % mit den Ergebnissen anderer Autoren zu vergleichen, so finden sich in einer groß angelegten Übersichtsarbeit von WALSH und Mitarbeitern eine Inzidenz von 1 - 5 % aller an einer Neugeborenen-Intensivstation gepflegten Patienten (17). In diesem Bereich liegt KLIEGMAN mit seiner neunjährigen Studie mit 3,7 % (13). IVAN berichtet von einer Inzidenz von 4,7 % aller Intensivpatienten und 7,3 % aller Frühgeborenen (9). Die Mortalität wird in der Literatur sehr unterschiedlich angegeben und schwankt in einem Bereich von 0 - 55 % (17).

Seit dem von uns 1982 beobachteten epidemischen Auftreten einer nekrotisierenden Enterokolitis mit gramnegativen Stuhlkeimen glauben wir, daß die bakterielle Darmbesiedlung ein wichtiger konditionierender Faktor sein dürfte.

So zeigten BELL und Mitarbeiter, daß bei Kindern, die an einer NEC erkrankt sind, signifikant häufiger gramnegative aerobe Mikroorganismen gefunden wurden als in einer gleich großen Kontrollgruppe. Klebsiella pneumoniae und Escherichia coli waren signifikant vorherrschend (4).

IVAN und Mitarbeiter fanden bei Patienten mit nekrotisierender Enterokolitis ebenfalls eine signifikant höhere Darmbesiedelung mit Klebsiella pneumoniae als bei einer gleich großen Kontrollgruppe (9).

BOYLE zeigte, daß die enterale Keimbesiedelung mit oral verabreichten Aminoglykosiden reduziert werden kann (7). EGAN berichtet 1976 erstmals in einer prospektiven kontrollierten Studie, daß unter einer oralen Kanamycin-Prophylaxe signifikant weniger Frühgeborene (unter 1.500 g) an einer NEC erkrankten als eine gleich große Kontrollgruppe (8). GRYLACK hatte die gleichen Ergebnisse unter einer oralen Gentamycin-Prophylaxe (11). In den folgenden Jahren konnten ROWLEY (14) und BANTLEY (2) über ähnliches berichten.

Inwieweit die orale Ernährung eine Rolle bei der Entstehung der NEC spielt, ist noch nicht restlos geklärt. Auffällig ist, daß 90 bis 95 % an NEC erkrankter Patienten zum Zeitpunkt des Erkrankungsbeginnes oral ernährt waren (12, 13). ANDERSON berichtet, daß bei einer täglichen Steigerung der oralen Ernährung von 28 ml/kg/Tag in der einen Gruppe es zu weit mehr NEC-Fällen kam als in der zweiten Gruppe, bei der um 17 ml/kg/Tag gesteigert wurde (1). GOLDMANN zeigt, daß nicht nur bei rascher Steigerung, sondern auch große absolute Nahrungsmengen die NEC-Inzidenz erhöhen (10).

Zusammenfassung

Zusammenfassend möchten wir folgende Schlußfolgerung ziehen:
1) Eine restriktive orale Späternährung in Kombination mit einer oralen Gentamycin-Prophylaxe senkt möglicherweise die NEC-Inzidenz bei intensivgepflegten Frühgeborenen.

2) Bei unseren NEC-Fällen findet sich kein kausaler Zusammenhang zwischen Risikofaktoren und Häufigkeit des Auftretens.

3) In unserem Patientengut findet sich auch bei größtem Risiko (IRDS, Amnioninfektionssyndrom,etc.)keine erhöhte NEC-Inzidenz

Literatur

1) ANDERSON et al.: Relationship of endemic NEC to alimenta-
   tion.
   Ped.Res. 19:331 A, 1985
2) BANTLEY et al.: The effectivness of oral gentamycin in
   reduct NEC in treated and controlled infant.
   Ped.Research 14:592, 1980.
3) BELL M.J.et al.: NEC: Prevention of Perforation.
   J.Ped.Surg. 6:28, 1971.
4) BELL M.J.et al.: Epidemiologic and bacteriologic evaluation
   of NEC. J.Ped.Surg.XIV, 1:1, 1979.
5) BELL M.J.et al.: Therapeutic decision based upon clinical
   staging. Ann.Surg. 187:1, 1978.
6) BOOK et al.: Comparison of fast and slow feeding rate
   schedules of the development of NEC.
   J.Ped. 89:463, 1976.
7) BOYLE R. et al.: Alteration of stool flora during oral
   kanamycin prophylaxis in NEC.
   Ped.Research 15:520, 1978.
8) EGAN et al.: A prospective controlled trial of oral
   kanamycin in the prevention of NEC.
   J.Ped. 89: 467, 1976.
9) FRANTZ I.D. et al.: NEC.
   J.Ped. 86:259, 1975.
10) GOLDMANN et al.: Feeding of NEC.
    Am.J.Child. 134:553, 1980.
11) GRYLACK L.G. et al.: Oral gentamycin therapy in the
    prevention of NEC.
    Am.J.Dis.Child.132:1191, 1978.
12) KLIEGMAN R.M. et al.: NEC in neonates feed human milk.
    J.Ped.95:450, 1979.
13) KLIEGMAN R.M. et al.: A nine year experience. Epidemiology
    and uncommon observation.
    Am.J.Dis.Child. 135:603, 1981.
14) ROWLEY et al.: Gentamycin Prophylaxis of NEC.
    Lancet 2:532, 1978.
15) SANTULLI T.V. et al.: Acute NEC in infancy. Review of
    64 cases.
    Ped. 55:447, 1975.
16) STOLL B. et al.: Epidemiology of NEC: A case controll study.
    J.Ped. 96:447, 1980.
17) WALSCH M., KLIEGMAN R.M.: NEC: Treatment based on staging
    criteria.
    Ped.Clin.o.N. A 33:179, 1986.

Anschrift des Verfassers:
Dr. M. Kuttnig, Univ.-Kinderklinik Graz, Department für
Neonatologie, A-8036 Graz, Auenbruggerplatz.

Osteopenie des kleinen Frühgeborenen: Orale Kalzium- und Phosphatsupplementierung und renale Ausscheidung

U. Peltner, R.G. Galaske, H.P. Krohn, U. Bernsau, P.F. Hoyer

Eines der Probleme der Aufzucht kleiner Frühgeborenen ist die ausreichende Mineralzufuhr von Kalzium und Phosphat zur Vermeidung einer Skelettdemineralisation. Welches Maß der Zufuhr adäquat ist und auf welche Weise die Zufuhr geschieht, ist immer noch Gegenstand der Diskussion (1). Zahlreiche Untersuchungen befassen sich mit der Form der Supplementierung in der Nahrung in eigener oder industrieller Fertigung (2, 3). Die Bilanzierung der Mineralstoffe ist Gegenstand klinischer Untersuchungen (4), wobei beide Parameter der renalen Unreife (Filtration und Resorption) einen großen Anteil haben (5).

Ziel unserer Untersuchungen war es, unter einem standardisierten Ernährungsregime die renale Handhabung (Filtration und Resorption) von Mineralstoffen durch Frühgeborene mit sehr niedrigem Geburtsgewicht in unterschiedlichem Konzeptionsalter zu messen.
Seit Anfang Oktober 1986 verwenden wir Beba 0 von Nestle, das eine Osmolarität von 280 mosm/l besitzt, zur Ernährung kleiner Frühgeborenen. Die Supplementierung der Nahrung geschieht in Kapselform. Jede Kapsel enthält 60 mg Kalzium und 20 mg Phosphat, die zu 100 ml Nahrung hinzugefügt werden, so daß ein Gesamtkalzium von 110 mg/100 ml Nahrung und ein Gesamtphosphat von 50 mg/100 ml Nahrung entsteht. Dies entspricht bei einer Zufuhr von 180 ml/kg KG einer Zufuhr von 200 mg/kg/Tag für Kalzium und 80 mg/kg/Tag für Phosphat. Die Osmolarität der auf diese Weise supplementierten Nahrung beträgt 326 mosm/l.
Mit dieser Nahrung sind in der Zeit von Oktober 1986 bis April 1987 17 Frühgeborene mit Gestationsaltern von 30 bis 34 Schwangerschaftswochen, im Mittel 32,8 Schwangerschaftswochen und einem Geburtsgewicht zwischen 950 und 1500 g, im Mittel 980 g, ernährt worden. Mit der Supplementierung wurde am 10. Lebenstag begonnen. Vitamin D wurde in einer Dosis von 1000 E/Tag zugeführt, in der Regel mit Beginn der Kalzium- und Phosphatsupplementierung ab dem 10. Lebenstag.
Die Kontrolluntersuchungen wurden zunächst in wöchentlichen Abständen durch Urin- und Serumanalysen vorgenommen. Dabei wurde jeweils das ionisierte Kalzium, Phosphat, Kreatinin und im Serum die Aktivität der alkalischen Phosphatase bestimmt.

Zusätzlich wurden unter Clearance-Bedingungen (Bolusinjektion und Kurzinfusion von Inulin) die glomeruläre Filtrationsrate und die fraktionelle tubuläre Resorption von Kalzium, Phosphat, Natrium und Kalium sowie die Freiwasser-Clearance gemessen. Der Zeitpunkt der Untersuchungen lag bei unterschiedlichem Konzeptionsalter (Summe von Gestationsalter und Lebensalter) zwischen 32 und 40 Wochen.
Die erzielten Serumkonzentrationen für Phosphat liegen bei den Kindern mit dem niedrigsten Gestations- und Konzeptionsalter am niedrigsten. Sie beginnen in der 32. Woche bei 1,08 mmol/l und steigen bis zur 40. Woche auf 2,02 mmol/l an. Die erzielten Spiegel für ionisiertes Kalzium zeigen dagegen keine Steigerung und liegen von Beginn an im Normbereich (1,19 mmol/l in der 32. Woche und 1,21 mmol/l in der 40. Woche).

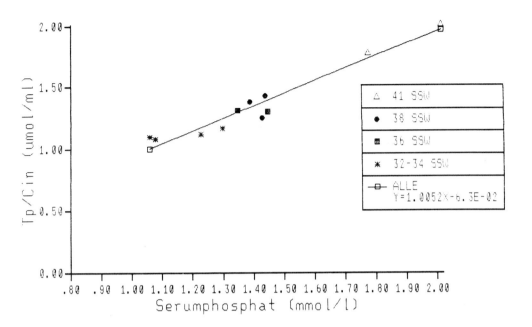

SERUMPHOSPHAT UND TP/CIN

Die glomeruläre Filtrationsrate, gemessen an der Inulin-Clearance, steigt entsprechend der glomerulären Reifung von der
32. Woche (12,2 ml/min/1,73 m²) auf 32 ml/min/1,73 m² in der
38. Woche und 58 ml/min/1,73 m² in der 41. Woche an.
Die tubuläre Reifung läßt sich an der fraktionellen Resorp-
tionsrate für Phosphat darstellen (T_p/C_{IN}). Diese Werte (µmol/
ml) steigen von 1,07 in der 32. Schwangerschaftswoche auf 2,01
für ein Konzeptionsalter von 40 Wochen. In Abbildung 1 ist der
Verlauf graphisch aufgetragen. Es ergibt sich eine signifikante Korrelation, wobei auffällt, daß die kleinsten Frühgeborenen mit einem Konzeptionsalter von 32 bis 34 Wochen 1. die
niedrigsten Serumphosphatspiegel unter der standardisierten
Zufuhr aufbauen, 2. zusätzlich die niedrigsten fraktionellen
Resorptionsraten besitzen. Für reife Kinder mit einem Konzeptionsalter von 40 und 41 ist ein normaler Serumphosphatspiegel
zu verzeichnen bei für Säuglinge normaler fraktioneller tubu-
lärer Resorption für Phosphat (Abb. 1).
Beim ionisierten Kalzium, für das bereits bei einem Konzeptionsalter von 32 Wochen normale Serumspiegel zu erzielen
sind, ist eine solche Steigerung der fraktionellen Resorptionsraten nicht zu verzeichnen. Das T_{Ca}/C_{IN} beginnt in der
32. Woche bei 1,11 µmol/ml und beträgt auch in der 38. und 40.
Woche 1,08 µmol/ml. Es besteht zwischen den einzelnen Altersgruppen (32, 34, 36, 38 und 40. Woche) kein signifikanter Unterschied.

Die Tabelle zeigt die fraktionelle Resorption, ausgedrückt in Prozent des Ultrafiltrats für ionisiertes Kalzium, Phosphat, Natrium und Kalium sowie die Clearances für Inulin und H_2O.

Fraktionelle Resorption (%) bei Frühgeborenen (MW; n = 17)

Konzeptionsalter (Wochen)	32	34	36	38	41	p
PO_4	93,5	93,6	90,6	93,9	99,8	0,01
Ca ion.	95,8	97,0	95,7	95,5	95,1	n.s.
Na	97,4	99,5	99,7	99,8	99,9	n.s.
K	81,0	97,0	87,0	85,0	96,0	n.s.
C_{IN} (ml/min/1,73)	12,2	20,7	26,4	31,7	58,3	
C_{H_2O} (ml/min/1,73)	0,42	1,08	1,23	1,51	--	

Die Resorptionsraten für Phosphat beginnen bei 93 % und steigen auf 99,8 % des Ultrafiltrats. Die Kalziumresorption bleibt weitgehend konstant um 95 %. Die Natriumresorption nimmt mit der Reifung erwartungsgemäß zu. Das Kaliumhandling ist konstand. Die Inulin-Clearance steigt, wie schon erwähnt, und mit Zunahme der Filtrationsleistung steigt auch die Freiwasser-Clearance.
Das parallele Ansteigen der Resorptionsraten für Kalzium mit steigendem Ultrafiltrat wird auch durch die Clearancedaten für die fraktionelle tubuläre Kalziumresorption in der folgenden Tabelle bestätigt.

Tubuläre Reifung, Kalzium (ion.) - Resorption

Konzeptionsalter (Wochen)	32	34	36	38	41
T_{Ca} (µmol/min x 1,73)	11,0	20,5	29,5	27,2	--
C_{IN} (ml/min x 1,73)	12,2	20,7	26,4	31,7	58,3
T_C/C_{IN} (µmol/ml)	1,12	1,19	1,16	1,18	--

Im Gegensatz zu der in Abbildung 1 dargestellten mit der Reifung steigerungsfähigen tubulären Phosphatresorption zeigt die Tabelle, daß die tubuläre Kalziumresorptionsrate, korrigiert durch das Ultrafiltrat (T_C/C_{IN}) über den gesamten Untersuchugszeitraum konstant bleibt. Die tubuläre Filtrationsrate für Kalzium steigt in gleichem Maße wie die glomeruläre Filtrationsrate (C_{IN}) an.
Zusammenfassend kann daher gesagt werden: Kleine Frühgeborenen mit Geburtsgewichten deutlich unter 1500 g haben ab der 32. Schwangerschaftswoche funktionierende tubuläre Resorptionsmechanismen für Kalzium und Phosphat. Die Resorptionsraten für Phosphat liegen deutlich unter den Normwerten reifer Neugeborener und junger Säuglinge. Eine Steigerung der fraktionellen tubulären Phosphatresorption mit zunehmendem Konzeptionsalter scheint möglich zu sein. Die fraktionelle Resorption von Kalzium scheint aufgrund der vorliegenden Clearance-Ergebnisse konstant zu bleiben. Glomeruläre Reifung und tubuläre Reifung laufen hier parallel.

Die niedrigsten Serumphosphatspiegel unter standardisierter
Ernährung treten in einem Konzeptionsalter von 32 und 34 Wochen auf, wobei in dieser Altersgruppe die fraktionelle tubuläre Phosphatresorption auch am niedrigsten ist (vgl. Abb. 1).
Eine weitere Erhöhung der Phosphatzufuhr scheint also in dieser Altersgruppe erforderlich.

Literatur:

1. STEICHEN, J., GRATTON, T., TSANG, R.: Osteopenia of prema-
   turity: The cause and possible treatment. J. Pediatr. 96:
   528-534 (1980)

2. TÖNZ, O., SCHUBIGER, G.: Feeding of very-low-birth-weight
   infants with breast-milk enriched by energy, nitrogen and
   minerals: FM_{85}. Helv. Pediat. Acta 40: 235-247 (1985)

3. SHENAI, J.P., REYNOLDS, J.W., BABSON, S.G.: Nutritional
   balance studies in very-low-birth-weight infants: Enhanced
   nutrient retention rates by an experimental formula. Ped.
   66: 233-238 (1980)

4. LYON, A.J., McINTOSH, N.: Calcium and phospherus balances
   in extremly low birthweight infants in the first 6 weeks
   of live. Arch. Dis. Child. 59: 1145-1150 (1984)

5. KARLEN, J., APERIA, A., ZETTERSTRÖM, R.: Renal excretion of
   calcium and phosphate in preterm and term infants. J.
   Pediatr. 106: 814-819 (1984)

Vermeidung der Skelettdemineralisierung bei sehr kleinen Frühgeborenen.
Individuelle Steuerung der Kalzium- und Phosphatsubstitution anhand der Kalzium-,
Phosphorkonzentration im Urin

F. Pohlandt, Universitätskinderklinik Ulm, D

Die Skelettdemineralisierung bei Frühgeborenen entsteht bei einem
Mißverhältnis zwischen raschem Wachstum und ungenügendem Einbau von
Kalzium und Phosphor, den beiden Bausteinen des Knochenminerals Apatit
(2). In den allermeisten Fällen entsteht die Osteopenie, weil die Zufuhr der
Mineralien dem Bedarf nicht angemessen ist. Der Bedarf an Kalzium und
Phosphor läßt sich aus den intrauterinen Einlagerungsraten berechnen (1).
Die schlechte enterale Resorption von Kalzium jedoch, die großen interindividuellen Schwankungen unterliegt und außerdem von der Art der Milch
abhängt (Literaturübersicht bei 2), erfordert, daß ein im Einzelfall
unbekanntes Vielfaches der täglich in den Knochen einzulagernden Kalzium-
menge gefüttert werden muß.

Wir hatten beobachtet, daß Frühgeborene mit Frauenmilchernährung typischerweise einen sehr phosphatarmen (<0,4 mmol/l) Urin ausscheiden,
während bei Ernährung mit Phosphat angereicherter Frühgeborenennahrung
die Kalziumausscheidung sehr niedrig war (<1,2 mmol/l). Diese niedrigen
Konzentrationen waren nur durch eine ausgeprägte tubuläre Rückresorption
von Phosphat bzw. Kalzium zu erklären und wir interpretierten dies als
Kompensationsleistung bei Phosphor- bzw. bei Kalziummangel. Eine Kalzium-
bzw. und/oder Phosphorausscheidung verstanden wir andererseits als Zeichen
einer Zufuhr, die über dem Bedarf liegt. Es ergaben sich hieraus die
Hypothesen, daß

1. die Kalzium- und Phosphorkonzentration im Urin als Steuergröße für die
Zufuhr dieser Elemente dienen kann, indem die Zufuhr beider Elemente
solange gesteigert werden muß, bis beide in geringer Menge (1-2 mmol/l)
ausgeschieden werden,

2. bei regelmäßiger Ausscheidung von Kalzium und Phosphor im Urin postnatal bei Frühgeborenen die gleiche Mineraleinlagerung in das Skelett erfolgt
wie in utero.

Methoden und Patienten
Bei 31 Frühgeborenen (Geburtsgewicht Median 990, Bereich 650-1580 g;
Gestationsalter Median 29, Bereich 25-34 Wochen) wurden im Urin Konzentrationen von 1-2 mmol/l Kalzium und Phosphat angestrebt und die Kalzium-
und Phosphatdosierung individuell diesem Ziel angepaßt. Zweimal wöchentlich
wurde in spontanen Urinproben die Konzentration von Kalzium und anorgan-
ischem Phosphat bestimmt mit derselben komplexometrischen Methode, die
für Plasma benutzt wurde. Die untere Nachweisgrenze für Kalzium betrug
1,2, für Phosphor 0,4 mmol/l.

Die Patienten wurden z. T. ausschließlich parenteral oder enteral, z. T.
auch auf beiden Wegen mit Kalzium und Phosphor substituiert. Für die
parenterale Zufuhr wurde verwendet: Kalzium-Glukonat 20 % (Sandoz),
Na_2-Glukose-1-Phosphat (Leopold, Graz, Österreich), Na_2-Glyzerophosphat
(Pfrimmer). Enteral wurden verwendet: Kalzium-Glukonat (Merck), Kalzium-
Glyzerophosphat (Merck). Die parenterale Substitution wurde gleichmäßig
über 24 Std. infundiert und die enteralen Dosen gleichmäßig auf die
Mahlzeiten eines Tages verteilt.

Der Knochenmineralgehalt (BMC) des rechten mittleren Oberarmknochens wurde in 3-wöchentlichen Abständen mittels Photonenabsorptionsdensitometry bestimmt (1).

Die Änderung des Knochenmineralgehaltes wurde in Beziehung gesetzt zur Gewichtszunahme und zur Kalzium- und Phosphatkonzentration, die mindestens 2 mal pro Woche in Spontan-Urinproben untersucht wurde.

Ergebnisse
Die Veränderung des Knochenmineralgehaltes innerhalb von 3 Wochen wurde bei 31 Frühgeborenen 65 mal untersucht. In 34 Perioden enthielten 50 % und mehr der Spontan-Urine Kalzium- und Phosphorkonzentrationen oberhalb 1,2 bzw. 0,4 mmol/l. Die Änderung des Knochenmineralgehaltes variierte in dieser Gruppe zwischen -2,8 und +15,7 bei einem Median von 4,5 mg/cm/100 g Gewichtszunahme (Abbildung).

Während 13 Perioden lag die Kalziumkonzentration in 50 % und mehr der Urinproben unter der Nachweisgrenze von 1,2 mmol/l bei gleichzeitig vorhandener Phosphaturie (>0,4 mmol/l). Der mediane Knochenmineralzuwachs betrug in dieser Gruppe 1,0 bei einer Streuung zwischen -20 und +10,8 (Abbildung).

Während 5 Perioden war in der Mehrzahl der Urinproben Phosphat nicht nachweisbar, jedoch Kalzium. Der Knochenmineralzuwachs streute in dieser Gruppe zwischen -6,3 und +6,2 (Abbildung).

Abbildung: Änderung des Mineralgehaltes des rechten mittleren Oberarmknochens bei Frühgeborenen mit Kalzium- und Phosphat-Supplementierung.

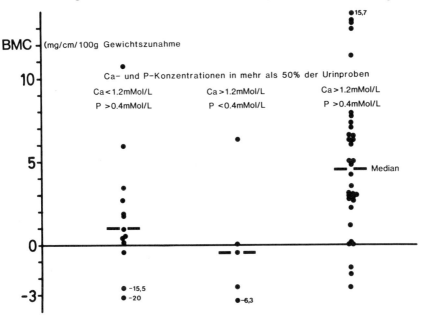

Diskussion

Die intrauterine Knochenmineraleinlagerung beträgt 4,5 mg/cm/100 g Gewichtszunahme (3). Dieselbe Mineraleinlagerung wurde bei unseren Frühgeborenen beobachtet, die in der Mehrzahl der Urinproben sowohl Kalzium (>1,2 mmol/l) als auch Phosphor (>0,4 mmol/l) ausschieden. Dagegen nahm der Knochenmineralgehalt nicht zu, wenn eines der beiden Apatit-Bausteine in der Mehrzahl der Urine nicht nachweisbar war. Ein relativer Kalziummangel störte also in gleicherweise die Mineralisierung des Knochens wie ein relativer Phosphormangel.

Unsere Beobachtungen entsprechen unseren Hypothesen. Wir haben somit einen Weg gefunden, ohne Blutentnahmen die Kalzium- und Phosphorsubstitution von Frühgeborenen steuern zu können. Nur in den sehr seltenen Fällen eines angeborenen Tubulusschadens mit Phosphatdiabetes läßt sich die Phosphatsubstitution nicht anhand der Phosphatkonzentrationen im Urin steuern. Diese Störung sollte bei jedem substitutionsbedürftigen Frühgeborenen durch eine Phosphatbestimmung in gleichzeitig gewonnenem Urin und Serum ausgeschlossen werden. Bei sehr unreifen aber nierengesunden Frühgeborenen wird Phosphat erst ausgeschieden, wenn im Plasma eine Konzentration von 2,4 - 2,7 mmol/l überschritten wird.

Es gelang nicht bei allen Kindern, eine Kalziumausscheidung zu erreichen, obwohl die Dosis bis auf 12 mmol Kalzium/kg Körpergewicht und Tag gesteigert wurde. Die bekannte schlechte Resorption von Kalzium vor allem aus Kuhmilchpräparationen wurde somit bestätigt und die Notwendigkeit einer individuell dosierten Kalzium- und Phosphorsubstitution evident.

Literaturverzeichnis
1. Greer FR, Lane J, Weiner S, Mazess RB: An accurate and reproducible absorptiometric technique for determining bone mineral content in newborn infants. Pediatr Res 17:259-262, 1983
2. Pohlandt F: Bedarf an Kalzium, Phosphor, Magnesium und Vitamin D bei Frühgeborenen, Vermeidung von Knochenmineralmangel. In: G. Duc (Hrsg): Workshop für Neonatologen - Frühgeborene unter 1500 g: Energiestoffwechsel am Krankenbett, Vieweg (Braunschweig), 1985
3. Pohlandt F, Mathers N: Bone mineral content in appropriate and small for gestational age newborn infants: A reference for the evaluation of postnatal bone mineralization. Pediatr Res 19:1116, 1985

P.H. Schober, H. Sauer, M.E. Höllwarth, Ch. Sturm, Brigitte Weißl

Einleitung:
Die Behandlung von operierten Früh- und Neugeborenen beinhaltet umfassende intensivmedizinische Maßnahmen. Entscheidend für Prognose und postoperative Probleme sind Art und Schweregrad der chirurgischen Erkrankung, wie auch Zeitpunkt und Art des indizierten Eingriffs sowie Qualität der Technik.

Der postoperative Erfolg ist besonders gefährdet durch Infektionen sowie Fehl- und Mangelernährung. Eine suffiziente parenterale Ernährung hilft Probleme wie Katabolie, Wundheilungsstörungen und Infektanfälligkeit zu minimieren.

Die Energiezufuhr ist durch den Postaggressionsstoffwechsel mit Stimulation der katabolen Hormone wie Katecholamine, Corticosteroide und Glucogan limitiert (1,3). Es besteht eine Glucoseverwertungsstörung mit verstärkter Glycogenolyse und Gluconeogenese (9). Im Fettstoffwechsel ist die Lipolyse stimuliert (2). Sowohl die angebotenen Proteine als auch Fette werden im Postaggressionsstoffwechsel nur zu 30 % - 50 % verwertet, sodaß in beiden Richtungen ein Overloading möglich ist. Diese Faktoren zwingen zu einem schrittweisen postoperativen parenteralen Ernährungsaufbau um Hyperglykämien und Erhöhung der Blutfette zu vermeiden.

Patienten und Methode:
Untersucht wurden 69 Früh- und Neugeborene mit Geburtsgewichten von 850 - 4100 g und einem Gestationsalter von 27 - 42 Wochen. Das mediane Geburtsgewicht betrug 2470 g, das mediane Gestationsalter 36 Wochen. Das mediane Alter bei der Aufnahme war 2 Tage (1 - 13 Tage). Postoperativ mußten 49 Patienten (71 %) - median 72 Stunden (6 - 1335 Stunden) mittels IMV oder HFV beatmet werden.
Grunderkrankungen und postoperative Komplikationen sind in Tab.1 zusammengestellt.

Tab.1: GRUNDERKRANKUNGEN UND POSTOPERATIVE KOMPLIKATIONEN BEI 69 FRÜH- UND NEUGEBORENEN

GRUNDKRANKHEIT	n = 69	KOMPLIKATIONEN	n = 9	verst. n = 4
nekrotisierende Enterocolitis	17	Sepsis, PDA	2	
Gastroschisis - Omphalocele	15	Sepsis	2	
* Dickdarmileus	15	Sepsis, DIC, Leber-Nieren-Herz- Insuffizienz	1	1
* Dunndarmileus	14	Sepsis, PDA	1	
Oesophagusatresie	6	Trisomie 18, Truncus art.comm.	1	1
congenitale Zwerchfellhernie	5	Truncus art.comm., tot. AV-Kanal..	1	2
		pulm. Hypoperfusion	1	
Myelomeningocele	1			

* Dunn- und Dickdarmileus bei 4 Patienten

Tab.2: STUFENWEISER PARENTERALER ERNÄHRUNGSAUFBAU BEI 69 OPERIERTEN FRÜH- UND NEUGEBORENEN

Gesamt kcal/kg	12 - 20	26 - 34	36 - 44	51 - 59	66 - 74	79 - 87	92 - 100	98 - 118
non protein Kcal/g EW	12 - 20	48 - 64	32 - 40	30 - 35	30 - 33	36 - 40	42 - 46	45 - 55
KH g/kg	3 - 5	6 - 8	8 - 10	10 - 12	12 - 14	14 - 16	16 - 18	15 - 20
(kcal/kg)	(12 - 20)	(24 - 32)	(32 - 40)	(40 - 48)	(48 - 56)	(56 - 64)	(64 - 72)	(60 - 80)
EW g/kg	0	0,5	1,0	1,5	2	2	2	2
(kcal/kg)		(2)	(4)	(6)	(8)	(8)	(8)	(8)
Fett g/kg	0	0	0	0,5	1	1,5	2	3
(kcal/kg)				(5)	(10)	(15)	(20)	(30)
OP	1	2	3	4	5	6	7	12
								postop. Tage

Die postoperative komplette parenterale Ernährung dauerte
median 20 Tage (6 - 107 Tage). Die Flüssigkeitszufuhr für die
1. postoperative Woche wurde nach der Formel

$$\frac{kg\ KG \times Lebenstag \times 100}{7} \quad + \quad Verluste$$

berechnet. Die postoperative Elektrolytsubstitution richtete
sich nach den Angaben von Schärli (10) bzw. Zweymüller (11).
Die Konzentration der Glucoselösung wurde beginnend mit
3 - 5 g/kg KG so gesteigert, daß 1 g Eiweiß zumindest mit
30 non-protein-Kalorien abgedeckt war. Die Eiweißsubstitution
erfolgte über 24 Stunden in Form von L-Aminosäuren (Vamin-
Glucose [R]). Begonnen wurde mit 0,5 g/kg KG/Tag ab dem 2. postoperativen Tag. Die Konzentration wurde täglich um 0,5 g/kg
bis zu einer Enddosis von 2 g/kg/Tag gesteigert (7). Fett in
Form von Intralipid [R] wurde ab dem 4. postoperativen Tag unter
Berücksichtigung absoluter Kontraindikationen verabreicht (4).
Beginnend mit 0,5 g/kg/Tag über 24 Stunden wurde die Menge
täglich um 0,5 g/kg bis auf 2 g/kg/Tag gesteigert (5) (Tab.2).

Die Patienten erhielten 50 E/kg KG Heparin (5), eine adäquate
Vitaminzufuhr sowie Carnitin (6). Ferner erfolgte je nach Bedarf eine Substitution von Erythrozytenkonzentrat, Elektroly-
ten und Spurenelementen.

Untersuchungsparameter: (Tab.3)
Körpergewicht, effekt. Flüssigkeitszufuhr.
Im Serum: Blutglucose, Triglyceride, Harnstoff, Eiweiß.
Im Harn: Reststickstoff (nach Kjeldahl), Harnstoff, 3-Methyl-
          histidin (bei 20 Patienten, Harn bei Sammlung konser-
          viert mit 10 % Thymolisopropanol und anschließend
          bei -30° Celsius bis zur Bestimmung eingefroren).
Zur 24-Stunden-Harnsammlung wurden je nach Indikation Blasen-
katheter oder Spezialklebebeutel (Urofix [R]) verwendet. Der
Katabolieindex wurde nach Roth (8) mit Modifikation der Be-
rechnungsformel entsprechend dem Neugeborenenalter berechnet.
(Tab.3).

Tab.3: KÖRPERGEWICHT, FLÜSSIGKEITSZUFUHR, BLUTGLUCOSE, TRIGLYCERIDE, GESAMTEIWEISS, HARNSTOFF BEI 69 OPERIERTEN FRÜH- UND NEUGEBORENEN

	1	2	3	4	5	6	7	12
Körpergewicht g median (Bereich)	2470 (850-4100)	2600 (870-4160)		2540 (880-4100)			2620 (950-4250)	2770 (1160-4520)
effekt.Flüssigkeits-zufuhr ml/kg/KG Mittelwert SD	$42 \pm 31{,}2$	$106 \pm 39{,}3$		$138 \pm 34{,}1$			$151 \pm 29{,}2$	$152 \pm 20{,}5$
Blutglucose mg/dl Mittelwert SD	$110 \pm 19{,}6$	$97 \pm 13{,}0$	$101 \pm 13{,}8$	$108 \pm 19{,}6$	$120 \pm 25{,}6$	$118 \pm 24{,}0$	$111 \pm 22{,}8$	$106 \pm 15{,}0$
Triglyceride mg/dl Mittelwert SD			$64 \pm 18{,}5$		$94 \pm 17{,}0$		$106 \pm 21{,}3$	$97 \pm 19{,}7$
Gesamteiweiß mg/dl Mittelwert SD	$4{,}78 \pm 0{,}73$	$4{,}86 \pm 0{,}59$		$5{,}28 \pm 0{,}47$			$5{,}69 \pm 0{,}45$	$5{,}58 \pm 0{,}39$
Harnstoff mg/dl Mittelwert SD	$49 \pm 21{,}3$	$55{,}9 \pm 28{,}5$	$56{,}8 \pm 27{,}2$	$53{,}3 \pm 30{,}4$	$49{,}1 \pm 28{,}7$	$48{,}2 \pm 29{,}3$	$46{,}3 \pm 31{,}5$	$25 \pm 11{,}2$
OP	1	2	3	4	5	6	7	12
								postop.Tage

Ergebnisse:

Abb.:

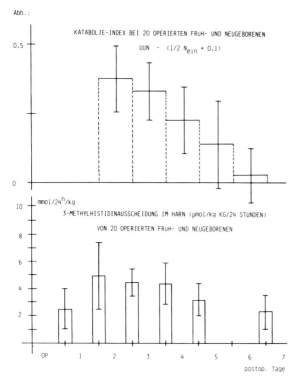

KATABOLIE-INDEX BEI 20 OPERIERTEN FRÜH- UND NEUGEBORENEN

UUN - (1/2 N_{ein} + 0,1)

3-METHYLHISTIDINAUSSCHEIDUNG IM HARN (µmol/kg KG/24 STUNDEN)

VON 20 OPERIERTEN FRÜH- UND NEUGEBORENEN

postop. Tage

Unter den beschriebenen Voraussetzungen war es möglich unerwünschte Flüssigkeitseinlagerungen bzw. Verluste weitgehend zu vermeiden und eine geringe gleichmäßie Gewichtszunahme zu erzielen. Die Blutglucose und Triglyceridspiegel im Serum befanden sich im Normbereich. Die Serumkonzentrationen des Gesamteiweiß hielten sich annähernd im Altersnormbereich. Die Katabolieindices dokumentierten eine katabole Stoffwechsellage bis zum 5. postoperativen Tag. Analog dazu normalisierte sich die 3-Methylhistidinausscheidung im 24-Stunden-Harn (Abb.)

Diskussion:

Der hier verwendete stufenweise parenterale Ernährungsaufbau trägt in seiner Zusammensetzung den bisherigen Kenntnissen über die Bedürfnisse von Früh- und Neugeborenen als auch dem postoperativen Metabolismus Rechnung. Durch die kontinuierliche Steigerung der Glucose wurden Hyperglykämien vermieden. Bei der Zufuhr von Fett wurden keine möglicher Weise daraus resultierenden Nebenwirkungen beobachtet (4). Die Triglyceridspiegel bewegten sich im Normbereich (2,5). Unerwünschte Flüssigkeitseinlagerungen traten nicht auf. Es erfolgte ein geringgradiger Gewichtsanstieg in den ersten zwei Wochen. Das weitere Wachstum war perzentilengerecht. Wundheilungsstörungen traten nicht auf. Krankheitsbedingte Begleiterscheinungen und postoperative Komplikationen besserten sich unter Verwendung adjuvanter Therapiemaßnahmen wie Antibiotika, Katecholamine, Blutprodukte etc.. Die Parameter zur Beurteilung des Eiweißstoffwechsels ließen einen nur langsamen Rückgang der postoperativen Katabolie erkennen. Darauf weist neben dem Absinken des errechneten Katabolieindex die 3-Methylhistidinausscheidung im Harn hin. Da die Eigenreserven von Fett und Kohlenhydraten bei Früh- und Neugeborenen von vorneherein klein und in Streßsituationen aufgebraucht sind, gleicht der Organismus das Energiedefizit durch Heranziehen von glucoplastischen Aminosäuren aus. Möglicher Weise resultieren daraus die relativ höheren Harnstoffwerte. Obwohl die geforderte

non-protein-Kalorienmenge von 30 für 1 g Eiweiß verabreicht
wurde, scheint dieses Verhältnis für operierte Früh- und Neugeborene zu gering bemessen.
Als Konsequenz ergäbe sich eine rasche Steigerung der Glucose-
konzentration oder frühere Fettzufuhr oder wenn dies nicht
möglich ist, eine langsamere Steigerung der Aminosäurendosie-
rung.

Literatur:

1. Altemeyer K.H., Dick W., Grünert A.: Aspekte des posttrau-
   matischen Stoffwechsels im Kindesalter. In: Klinische
   Anästhesiologie und Intensivtherapie 16. Hrsg. F.W. Ahne-
   feld et al..Springer Verlag,(1978) S. 21-40
2. Andrew G., Chan G., Schiff D.: Lipid metabolism in the
   neonate. J.Pediat. 88, 273 (1976)
3. Little R.A.: Experimental studies on the pathophysiologi-
   cal responses of the newborn to injury. Brit.J.Surg.62,
   868 (1975)
4. Park W., Paust H., Schröder H.: Fettinfusion bei Frühgeborenen mit Sepsis. Infusionstherapie 9, 236 (1982)
5. Paust H., Park W., Schröder H.: Aktueller Stand der parenteralen Ernährung mit Fettinfusionen. Klinsiche Erfahrungen bei Früh- und Neugeborenen. Infusiontherapie 10,
   216 (1983)
6. Penn D., Schmidt-Sommerfeld E., Wolf H.: Carnitine deficiency in premature infants receiving total parenteral
   nutrition. Early hum.Dev. 4, 23 (1980)
7. Pohlandt F.: Reference values of plasma amino acid concentrations during parenteral nutrition in premature newborns and infants. Pediatr.Res. 11, 891 (1976)
8. Roth E., Funovics J., Schulz F., Karner J.: Biochemische
   Methoden zur Bestimmung des klinischen Eiweißkatabolis-
   mus. Infusionstherapie 6, 306 (1980)
9. Salle B., Change G.W., Ruiton-Ugliengo M.: Glucose as-
   similation in neonates. In: Neonatal Intensive Care.
   Ed. J.B. Stetson, P.R. Swyer. St.Loúis, Miss.: Warren
   H.Green, Inc. (1975)
10. Schärli A.F., Rumlova E.: Parenterale Ernährung in der
    Kinderchirurgie. Ergebnisse von Bilanzuntersuchungen.
    Infusionstherapie 2, 51 (1975)
11. Zweymüller E.: Prä- und postoperative Infusionstherapie
    bei Neugeborenen. In Kunz (Hrsg.) Operationen im Kindes.
    alter. Bd. I. Georg Thieme Verlag Stuttgart, p. 20 (1973)

Anschrift des Verfassers:
OA. Dr. P.H. Schober
Univ.-Klinik für Kinderchirurgie
A-8010 Graz, Heinrichstraße 31

Benzylhaltige Präparate als Bestandteil der parenteralen Ernährung

Schröder, H.[1], Mahdi, S.[1], Schütz, H.W.[2]
Abteilung Allgemeine Pädiatrie[1] und Abteilung Rechtsmedizin[2]
der Universität Kiel

Bereits im Mai 1982 wurde in den USA in einem FDA-Bulletin jede Benzyl-
alkohol-Gabe an Frühgeborene untersagt. Anlaß dieses Verbotes: Nach Zufuhr von Benzylalkohol - als Bakteriostatikum allen Spüllösungen für
zentrale Katheter und Infusionsleitungen zugesetzt und außerdem als
Konservierungsmittel in vielen Medikamenten enthalten - wurden Intoxikationen beobachtet, die z.T. letal endeten (1,2,3). Die Symptome ent-
sprachen dem Bild einer progressiven Encephalopathie mit schwerer meta-
bolischer Azidose, Knochenmarksdepression, schließlich Leber-, Nieren-
und Kreislaufversagen ("Gasping Syndrom"). Auf dem europäischen Markt
ist Benzylalkohol vor allem als Konservierungsstoff für Vitamine be-
liebt: bei vergleichsweise niedriger Temperatur kann ein Produkt ste-
ril gemacht werden; die bei einer herkömmlichen Hitzesterilisation un-
vermeidbare Schädigung der Vitamine wird vermieden.

Unser parenterales Ernährungsprogramm für Früh- und Neugeborene beinhaltet als Vitamin-Präparat Multibionta[R] zur Infusion (E. Merck, Darmstadt).
Dieses Produkt enthält 15 mg Benzylalkohol pro 1 ml Lösung. Ein Millili-
ter Multibionta[R] zur Infusion war die substituierte Vitaminmenge pro
Kind und Tag. Unsere Fragestellung war, welche Serumkonzentrationen von
Benzylalkohol unter dieser Dosierung erreicht werden. Da Benzylalkohol
sehr schnell über Benzaldehyd (instabil) zu Benzoesäure oxidiert wird
und anschließend nach Konjugation mit Glycin als Hippursäure im Urin
ausgeschieden wird, wurde auch Benzoesäure im Serum und Hippursäure im
Urin bestimmt. Die Bestimmung erfolgte gaschromatographisch mit massen-
selektivem Detektor. Die Erfassungsgrenzen betrugen:

$$\begin{array}{llll}
\text{Benzylalkohol} & \text{im Serum:} & 0,092 & \mu\text{mol/l} \\
\text{Benzoesäure} & \text{im Serum:} & 0,08 & \mu\text{mol/l} \\
\text{Hippursäure} & \text{im Urin :} & 0,015 & \text{mmol/l}
\end{array}$$

Die Bestimmungen erfolgten am 3.Infusionstag, dann in wöchentlichem Abstand (solange parenterale Vitaminsubstitution erforderlich war).

Insgesamt untersuchten wir 31 Patienten. Davon wurden 24 Kinder ergän-
zend oder komplett parenteral ernährt und erhielten somit täglich 1 ml
Multibionta[R] zur Infusion. Sieben Kinder erhielten keine intravenösen
Multibionta[R]-Gaben und dienten als Kontrollen. Geschlecht, Geburtsgewicht und Gestationsalter sind aus Tabelle 1 zu entnehmen.

Tabelle 1	Patienten		CG	GA
			(Median, Bereich)	(Median, Bereich)
+ Multibionta	24	13 ♀ 11 ♂	1185 g (700-2285)	30.Woche (26-37)
- Multibionta	7	0 ♀ 7 ♂	1400 g (870-3575)	32.Woche (28-40)

In Tabelle 2 sind die Untersuchungsergebnisse zusammengefaßt.

Tabelle 2		Serum			Urin	
		Benzyl- alkohol	Benzoe- säure		Hippur- säure	
	n	µmol/l		n	mmol/l	
+ Multibionta	51	3,7 (1,01-20,37)	0	23	0,57 (0,1 - 1,6)	
- Multibionta	7	0	0	7	0,11 (0,06-0,31)	

1.) Benzylalkohol

In der Multibionta^R-Gruppe war dieser Stabilisator im Serum vorhanden, allerdings in niedriger Konzentration: der Medianwert war um den Faktor 300 geringer als von GERSHANIK et al. für die Frühgeborenen angegeben, die das sog. Gasping Syndrom zeigten (2). Auch der höchste von uns gemessene Einzelwert (20,37 µmol/l) betrug nur ein Fünfzigstel dieses von den amerikanischen Untersuchern mitgeteilten Mittelwertes.

2.) Benzoesäure

Dieses Oxidationsprodukt des Benzylalkohols konnte von uns nicht nachgewiesen werden. Die Konzentration muß unterhalb der Erfassungsgrenze von 0,08 µmol/l gelegen haben.

3.) Hippursäure

Die mit Multibionta^R zur Infusion substituierten Kinder schieden mehr Hippursäure aus als die Multibionta^R-freie Gruppe. Das trotz fehlender Benzylalkoholzufuhr auch in der letztgenannten Gruppe eine gewisse Hippursäure-Ausscheidung beobachtet wurde, mag mit endogener Hippursäuresynthese erklärt werden. Außerdem erfolgte in beiden Gruppen eine exogene Benzoat-Zufuhr durch Zusatz von Vetren^R 200 (Promonta, Hamburg) zu den Infusionslösungen.

Benzylalkohol kann zu schweren, z.T. letalen Intoxikationserscheinungen führen. Früh- und Neugeborene sind dabei besonders gefährdet, da ihre unreifen Oxidations- und Konjugationskapazitäten schnell überschritten werden. So haben KIMURA et al. (4) im Tierversuch mit Benzylalkoholdosierungen, die in der von GERSHANIK et al. (2) sowie BROWN et al. (3) mitgeteilten Größenordnung lagen, Gasping Syndrom-ähnliche Intoxikationen hervorrufen können. Hierbei erwiesen sich bei unreifen Tieren Dosierungen bereits als toxisch, die bei reifen Tieren noch toleriert wurden. Im Vergleich zu den oben erwähnten Mitteilungen (2,3) erhielten unsere Patienten nur etwa ein Zehntel der Benzylalkoholmenge, die gemessenen Serumkonzentrationen waren um den Faktor 50 - 300 niedriger, und in keinem Fall waren typische Intoxikationserscheinungen auszumachen. Aber erlauben diese Ergebnisse deshalb auch schon den Schluß, die Benzylalkoholmenge sei unbedenklich? Nach detaillierter, allerdingsretrospektiver Analyse kommen HILLER und BENDER (5,6) zu der Annahme, Benzylalkohol erhöhe nicht nur die neonatale Mortalität sondern trage auch zur Entstehung von Cerebralparesen und mentaler Retardierung bei. Da nicht zu bestimmen ist, ab welcher Dosierung diese Gefahr besteht, sollte auch bei uns die Anwendung von Benzylalkohol in der Neonatologie verboten sein. Als Alternative zu Multibionta^R zur Infusion kommt die Vitamin-Kombination Soluvit^R und Vitintra^R infant (beide Deutsche KabiVitrum, München) sowie das Multivitaminprä-

parat M.V.I.[R] Pediatric (Armour, Illinois) in Frage.
Ferner ist aus der Liste "Benzylalkoholhaltige Arzneimittel" (7) zu
erkennen, welche Präparate bei der Behandlung Früh- und Neugeborener
nicht angewendet werden sollen.

Literaturverzeichnis

1. Lovejoy, F.H.: Fatal Benzyl Alcohol Poisoning in Neonatal Intensive
   Care Units.
   Am. J. Dis. Child (1982) 136: 974 - 5

2. Gershanik, J., Boecler, B.R.N., Ensley, H., Mc Closkey, S., George, W.:
   The Gasping Syndrome and Benzyl Alcohol Poisoning.
   NEJM (1982) 307: 1384 - 8

3. Brown, W.J., Buist, N.R.M., Gibson, H.T.C., Huston, R.T., Kennaway, N.G.
   Fatal Benzyl Alcohol Poisoning in a Neonatal Intensive Care Unit.
   Lancet (1982) 1250

4. Kimura, E.T., Darby, T.D., Krzuse, R.A., Brondyk, H.D.:
   Parenteral Toxicity Studies with Benzyl Alkohol.
   Toxicology and Applied Pharmacology (1971) 18: 60 - 68

5. Hiller, J.L., Benda, G.I., Rahadzad, M., Allen, J.R., Culver, D.H.,
   Carlson, C.V., Reynolds, J.W.: Benzylalcohol Toxicity: Impact on
   Mortality and Intraventricular Hemorrhage Among Very Low Birth
   Weight Infants.
   Pediatrics (1986) 77: 500 - 6

6. Benda, G.I., Hiller, J.L., Reynolds, J.W.: Benzyl Alcohol Toxicity:
   Impact on Neurologic Handicaps Among Surviving Very Low Birth Weight
   Infants.
   Pediatrics (1986) 77: 507 - 12

7. Benzylalkoholhaltige Arzneimittel.
   Krankenhauspharmazie (1987) 8: 114 - 6

V. Die Teamarbeit auf der Intensivstation

Aufgabenverteilung und Kontinuität der Überwachung und Pflege in perinatalen
Risikosituationen

Schwester Anne-Michèle Hainard und Dr. Jean-L. Micheli
Neonatologie — CHUV — 1011 Lausanne.
XIII. Symposium der Deutsch-Österreichischen Gesellschaft für Neonatologie und
Intensivmedizin

Vor 30 Jahren hätte eine Krankenschwester wohl Folgendes gesagt:

Die Geburt ist ein natürliches Ereignis, das Neugeborene wird von der

Säuglingspflegerin betreut, des Geburtshelfer Überwacht die Mutter und

falls das Kind krank krank werden sollte, so wird es die Angelegenheit

des Pädiaters . Die Aufgabenverteilung war also klar.

In der Zwischenzeit hat sich jedoch Einiges geändert. Die

Kindersterblichkeit hat im Allgemeinen abgenommen, aber ganz besonders

bei Risikoneugeborenen.

Ein Beispiel dafür stellt die Gruppe der Neugeborenen mit einem

Geburtsgewicht von weniger als 1500 g. 1960 überlebten 35 - 40% dieser

Kinder, heute hat sich diese Zahl verdoppelt. In der selben Zeitspanne haben

die neurologischen Spätschäden bei den Überlebenden um ein 6 Faches

abgenommen. 1960 waren 30% dieser Kinder Schwerbehindert, jetzt sind

es noch 5%. Die Anzahl der Neugeborenen mit sehr hohem Perinatalen

Risiko keineswegs gesenkt, im gegenteil sie hat wesentlich zugenommen

und eine Risikogeburt kann keineswegs als "natürliches Ereignis"

betrachtet werden. Die obgenannten Tatsachen haben für das

Neonatologieteam weitgreifende Tätigkeitsänderungen mitgebracht

Hiermit unterstreichen wir die Wichtigkeit der Aufgabenverteilung und der

Kontinuität der Überwachung und Pflege VOR- WÄHREND und NACH der

Geburt.

Wir möchten dies praktisch gesehen anhand des Beispieles einer werdenden

Mutter, welche wegen Komplikationen während ihrer Schwangerschaft

hospitalisiert werden muss, zeigen.

Die Hospitalisation erfolgt auf der Abteilung unserer Frauenklinik. Der Geburtshelfer und der Neonatologe treffen sich einmal wöchentlich auf einer gemeinsamen Visite und nehmen somit Kontakt mit dieser Frau auf.

Sie hat also die Möglichkeit den beiden Spezialisten ihre Fragen zu stellen. Sie wird über die Geburt informiert und die äusserst wichtige Frage "was geschieht mit dem Kind" kann erläutert werden. Auf Wunsch der Frau, wird sich eine Schwester unseres Neonatologieteams bei ihr begeben um die Intensivpflegetechniken zu besprechen und einen ersten Kontakt herzustellen. Es besteht ebenfalls die Möglichkeit mit ihr und ihrem Mann einen Besuch der Neonatologie- Abteilung zu unternehmen. Dies alles mit dem Gedanken die Eltern vorzubereiten und so gut wie möglich zu beruhigen.

Wenn es zur Risikogeburt kommt, ist das Neonatologieteam anwesend. Dies benötigt eine gut eingespielte Aerzte- Schwester- Mannschaft. Deshalb scheint es uns sehr wichtig noch unerfahrenen Ärzte und Schwestern sobald als möglich eine aktive Reanimation miterleben zu lassen. Eine Risikogeburt stellt jedesmal eine gewisse "Stress Situation" dar und man kann mit zahlreich- erlebten Situationen diese unangenehmen Gefühle vermindern. Nach den Reanimationsmassnahmen kommt der Transport in die Neonatologie- Abteilung. Je kürzer der Weg desto besser, im Idealfall sind es nur wenige Meter, oft aber mehrere Kilometer. Während dieser kritischen Phase gilt es die Überwachung und Pflege ununterbrochen zu gewährleisten.

Die stationäre Aufnahme ist eine Aufgabenreiche Zeit für die Schwestern. Deshalb schätzen sie es sehr, wenn die Aerzte anwesend sind, die Situation auf Distanz überwachen aber sie arbeiten lassen !

Während der ganzen Hospitalisationszeit wird der Eltern-Kind-Kontakt maximal gefördert. Verschiedene Möglichkeiten dazu, vovon eine besonders wichtig erscheint: keine Einschränkung der Besuchszeit. Eine andere

Massnahme erwies sich als sehr positiv: die Anwesenheit der Schwester bei wichtigen Gesprächen zwischen Aerzte und Eltern. Sehr bald wird somit ein Vertrauensklima erzeugt, die es den Eltern erleichtert mit der Pflege des Kindes vertraut zu werden.

Um die Kontinuität auch in der Nachhospitalisationszeit zu gewährleisten, findet einmal wöchentlich ein multidisziplinäres Treffen statt. Anwesend sind, die Gemeindeschwestern, die Sozialfürsorgerinnen, die Ärzte der Nachuntersuchung, öfters auch der Familienarzt und das Neonatologie Team. Diese gemeinsame Zusammenkunft ermöglicht einen Austausch und die vorgesehene Austritte können im Detail diskutiert werden.

Unser Patient – unsere Arbeit – unser Team

Vortrag IP-Kongreß in Basel vom 4. April 1987 von
Sr. Maya Bohli, IPS Kinderklinik, Inselspital, CH-3010 Bern

Jemandem etwas Altvertrautes - Geläufiges vorstellen ist schwer, genauso wie seinen Arbeitsplatz, wie man ihn persönlich erlebt, mit seinen Vor- und Nachteilen, in ein paar Sätzen zu umschreiben.
Damit uns allen der Einstieg etwas leichter fällt, stelle ich Ihnen mit ein paar Dias unsere Intensivstation näher vor.

Photo 1 Kinderspital von aussen

Hier sehen Sie die 1978 eingeweihte Kinderklinik in Bern. Sie befindet sich auf dem Areal der Kantonalen UNI-Klinik, dem Inselspital, und profitiert so in wichtigen Belangen von der Struktur dieser Grossklinik.
Alle wichtigen diagnostischen und therapeutischen Massnahmen sind in Kürze und während 24 Stunden erreichbar und durchführbar.
Die Intensivstation befindet sich in nächster Nähe des OP und der Röntgenabteilung.
Es steht uns ein ganzes Stockwerk zur Verfügung, so dass alles Material, alle Aerztebüros und sämtliche Nebenräume, die zur Station gehören rasch erreichbar sind.
Wir arbeiten in zwei räumlich getrennten, autonom funktionierenden Pflegeabteilungen mit je 6 Plätzen.

Aufgeteilt in REA der grösseren Kinder
und Früh-NG Intensivstation

Beide Abteilungen sind interdisziplinär belegt, so dass das Patientengut recht vielseitig ist.

Zu erwähnen wären bei den grösseren Kindern

- schwere SHT oder Kinder nach Ertrinkungsunfällen mit Bedarf der Neurointensivüberwachung mit kont. Hirndruckmessung

Photo 2 + 3 Neurointensivpflege

- jede Woche 1 - 2 x Kinder direkt nach Herzoperationen,
  wovon etwa die Hälfte von Operationen mit der Herz-
  Lungenmaschine

- Kinder nach Spezialbehandlungen im Larynx-Trachea-
  Bereich

- nach grossen Eingriffen von Thorax und Abdomen

Nebst all den akuten, z.T. infektiösen Erkrankungen, die
die Vitalfunktionen gefährden.

    Photo 4   Epiglottitis-Kind

Unsere Klinik hat keinen Aufwachsaal, so dass wir manch-
mal auch Kinder nach langen Narkosen, Massentransfusionen
und Neurochirurgischen Eingriffen zur post op Ueberwachung
erhalten.

Auf der Früh- und NG IPS liegen vorallem

- alle Kinder, die beatmet werden müssen

    Photo 5   Pflegeeinheit mit beatmeten FG daneben
              Isolette mit Bourns

- Neugeborene mit schweren Infektionen, Kreislauf-In-
  stabilität oder Stoffwechselentgleisungen

- Kinder mit angeborenen schweren Herzvitien

- Neugeborene mit chirurgischen Missbildungen

- Kinder nach Asphyxien, auch hier mit dem Bedarf der
  kont. Hirndruckmessungen, ev. kombiniert mit den
  kont. EEG

    Photo 6   Pflegeeinheit mit beatmetem Kind

    Photo 7   Kopf des Kindes mit kont. EEG

Verantwortlich für die Behandlung aller Patienten auf unserer
IPS ist allein der IPS-Oberarzt, dies natürlich in enger
Zusammenarbeit mit den Leitern der Spezialkliniken.

In dieser gezeigten Umgebung arbeiten wir im 3-Schicht-
System. Personell am grosszügigsten belegt ist die Frühschicht, weil das Waschen - Betten - Wägen, die grosse

Arztvisite, das Richten und Mischen der Infusionen und parenteralen Ernährung sowie die Bilanzen in dieser Zeit
stattfinden.

Eine Schwesternschicht setzt sich aus einigen diplomierten
Intensivpflegeschwestern und IPS-Schülerinnen zusammen.

Alle diese anwesenden Schwestern sind punkto Verantwortung
und Kompetenz gleichberechtigt, das heisst, es gibt keine
Team- oder Schichtleiterin. Wert gelegt wird bei der Einteilung der Schwestern nur auf die Kontinuität der Pflege-
person und den Ausbildungsstand der anwesenden REA-Schüle-
rinnen.

Damit die ganze Schwesterngruppe genügend informiert ist,
findet bei Schichtanfang ein kurzer mündlicher Ueberblick-
rapport statt. Erst nachher wird anhand der schriftlichen
Ueberwachungs- und Rapportunterlagen der verantwortlichen
Schwester ausführlich rapportiert.

Unsere Abteilung ist Ausbildungsort für die zweijährige Zu-
satzausbildung in pädiatrischer Intensivpflege, die im Moment
von 9 Schülerinnen absolviert wird.

Für den praktischen Schulunterricht und die anfänglichen
Einarbeitungstage sind pro Abteilung je eine Schulschwester
vorhanden. Die meiste Zeit sind diese aber als vollwertiges
Teammitglied auf der Abteilung beschäftigt.

Die Verbindung zwischen Schule und Abteilung lässt sich so
ideal herstellen. Beide Abteilungen haben die gleiche Vor-
gesetzte. Sie ist verantwortlich für unsere Arbeitspläne,
die Material- und Apothekenbestellungen, die regelmässige
Wartung der Geräte und die Einstellung neuer Mitarbeiter
und Schülerinnen.

Sie arbeitet meistens während der Frühschicht und an den
Wochentagen, teilt sich aber regelmässig zur Nachtwache ein,
um den Kontakt zur praktischen Arbeit nicht ganz zu verlieren.

Während unserer Arbeitszeit können wir uns voll dem anvertrauten Patienten widmen, da wir nur kleinere Nebenarbeiten
zu verrichten haben. Alle groben Putz- und Aufräumearbeiten
werden von Spitalgehilfinnen ausgeführt.

Unnötige und zeitraubende Gänge in Labors und auf andere Ab-

teilungen fallen weg, da uns ein gut ausgebautes Rohrpost-
system zur Verfügung steht. Resultate von Blutanalysen,
die notfallmässig ausgeführt werden mussten, werden rund
um die Uhr schriftlich auf der Abteilung ausgedruckt, so
dass das lästige Telefonieren wegfällt.
Wenn wir Fragen oder Probleme haben ist Tag und Nacht einer
der vier Assistenzärzte auf der Abteilung, der auch für
Gespräche mit den Eltern, die eine unbeschränkte Besuchs-
erlaubnis haben, zuständig ist. Schriftlich verordnet
werden uns alle Infusionen, alle Medikamente, Röntgenkon-
trollen, sonstige Laboruntersuchungen und Spezialkonsilien
sowie getroffene Grundsatzentscheide.
Beinahe voll in unseren Kompetenzbereich fällt nebst den
pflegerischen Massnahmen, das Festlegen der Ueberwachungs-
dichte sowie das Anpassen der Beatmungsbarometer. Daraus
zu erfolgende Blutgasanalysen liegen im Ermessensbereich
der pflegenden Schwester.

Wie in jeder Klinik überträgt sich die Haltung des leitenden
Arztes in der täglichen Arbeit auf seine ganze Gruppe Mitarbeiter. Besonders positiv spürbar ist das, wenn auf einer
Intensivpflegestation eine ruhige - besonnene Arbeitsatmos-
phäre herrscht. Das beginnt beim möglichst geräuscharmen
Betrieb der Ueberwachungs- und Beatmungsgeräte und schliesst
das ruhige und überlegte Vorgehen bei allen Verrichtungen
mit ein.
Es ist sicher nicht nur so bei uns, weil wir "Berner" sind
und - so sagt man uns nach - langsam und bedächtig reagieren, sondern weil uns unser leitender Arzt beweist, dass
man Hektik und zusätzlichen Stress vermeiden kann. Dank
seiner Erfahrung, die er laufend an Aerzte und Schwestern
weitergibt, arbeiten wir nach von seiner Haltung geprägten
Ueberwachungs- und Behandlungskriterien. Jeder von uns ist
so bemüht, klinische Veränderungen durch Ueberlegung voraus-
zusehen und bereits vorbeugend richtig zu behandeln.

Jeden Morgen findet die grosse Arztvisite statt an der auch
der Dienstarzt teilnimmt. Während dieser Visite sind wir

als pflegende Schwester oder Beobachterin des Patienten
eine wichtige Informationsstelle. Nicht nur Laborresultate
und klinische Fakten sind gefragt, sondern auch unsere
Meinung.
Gerade unsere gefühlsmässige Beurteilung des Zustandes
unserer Patienten lässt manchen Arzt hellhörig werden.
Wir sind in Bern ein recht kritisches Schwesternteam, das
sich nicht scheut auch unangenehme Fragen zu stellen, ganz
besonders, wenn wir spüren, dass ethische Grundsätze besprochen werden müssen. Ich bin stolz darauf, dass in
meinem Beruf Emotionen einen Platz haben dürfen, gerade auf
einer Intensivstation, wo alles messbar - beweisbar bleiben
sollte, bin ich froh, wenn sich in mir unruhige Gefühle
melden. Sei es, weil ich mit vorgeschlagenen Therapien nicht
ganz einverstanden bin oder weil ich Informationslücken
zwischen Arzt und Eltern oder uns Schwestern spüre.
Diese Gefühle und Fragen jederzeit äussern zu dürfen, um
damit den Weg zu Gesprächen und Meinungsaustausch zu öffnen,
ist eine sehr positive Seite unserer Teamarbeit.

Auf unserer Abteilung sind zur Zeit nebst den erwähnten 9
Schülerinnen 28 Schwestern beschäftigt. Wir haben das Glück
Teilzeitarbeit leisten zu dürfen, so dass etwa die Hälfte
davon noch zu 100 % beschäftigt ist.
In letzter Zeit hatten wir wenig Personalmutationen, die
durchschnittliche Verweildauer der Schwestern beträgt
mehrere Jahre, wir sind also in der glücken Lage viele erfahrene IP-Schwestern zu haben.

Doch trotzdem oder gerade weil viele von uns schon lange am
selben Ort sind, gibt es auch bei uns kleine und grosse Probleme. Bis jetzt konnten wir unseren jeweiligen Arbeitsort
selbst bestimmen. Viele finden die Arbeit auf der REA ab-
wechslungsreicher und brauchen den Kontakt zum grösseren
Kind, andere arbeiten lieber mit Frühgeborenen - vielleicht
um ihre Anlage zu Feinheit und Präzision besser gerecht zu
werden.
Zum Teil durch Personalknappheit auf der Neugeborenen IPS

mussten tageweise Kolleginnen von der REA zum Aushelfen
eingeteilt werden, was zu Unzufriedenheit und Spannungen
zwischen den beiden Teams führte. Um dem zu begegnen wird
ab sofort eine kontinuierliche Personalrotation eingeführt.
Jede von uns wird weiterhin dort tätig sein, wo sie ihre
Anlagen und Fähigkeiten besser einsetzen kann, sie wird
jedoch während 3 aufeinanderfolgenden Monaten auf der anderen Abteilung arbeiten.
Nicht alle, auch ich nicht, haben nur Freude an der neuen
Regelung. Ich sehe aber den Sinn ein:

> Wenn ich die Arbeitssituation der anderen Abteilung
> wieder einmal erleben kann, wenn ich die Kolleginnen
> wieder näher kennenlerne und die Anforderungen an mich
> und mein Wissen mich herausfordern, habe ich eher die
> Chance flexibel zu bleiben und der Routine auszu-
> weichen.

Ich hoffe, diese Massnahmen fördere unser gegenseitiges
Verständnis und werde uns in unserer täglichen Arbeit
helfen weiterhin echte Teamarbeit zu leisten, damit wir
nicht plötzlich mit zwei unguten Formen des Teamgeistes
konfrontiert werden:

1. T E A M
   Toll ein anderes machts   und sogar

2. Jeder macht, was er will
   keiner, was er soll

                    ABER, alle machen mit.

Konflikte — Konfliktlösung

Christa Veltel, Univ.-Kinderklinik, D-7800 Freiburg

Sehr geehrte Frau Buser, sehr geehrter Herr Professor Nars,
liebe Kolleginnen und Kollegen!

In den Referaten meiner Vorredner haben wir eine Fülle von Informationen
über die zu bewältigenden Aufgaben auf einer Intensivpflegestation erhalten. Sehr vielseitig, sehr positiv für die uns anvertrauten Patienten.
Ich bin überzeugt davon, daß sich alle hier Anwesenden größte Mühe geben,
ein Optimum an Pflege und Behandlung zu erzielen. Ich weiß aber auch, daß
jeder Aktion eine Re-Aktion folgt, die sich positiv äußern kann, z. B. in
einem Gefühl der Zufriedenheit, oder aber auch negativ in der Entstehung
von Konflikten.

In den letzten Minuten dieser Veranstaltung wollen wir nun einmal die
Konflikte in die Waagschale werfen. Wir haben gesehen, was wir können,
diese Seite der Waage hat sich tief gesenkt, hat viel Gewicht. Ich hoffe,
daß die andere Seite, das was wir nicht bewältigen können, nie so viel
wiegt! Aber wir müssen auch dieser Seite Aufmerksamkeit schenken und
auch mit dieser Seite der Waage arbeiten.

Beobachten wir doch einmal unseren eigenen inneren Zwiespalt bei unserer
täglichen Arbeit auf der Intensivstation. Bei der Tatsache, zu häufig der
verlängerte Arm der Geräte zu sein anstatt umgekehrt, bei der Konfron-
tation mit Leid, bei unserer beruflichen Aufgabe zu helfen und Leid zu
lindern. Unseren Zwiespalt, wenn wir schon lange mehr als voll belegt sind
und dennoch die nächste Aufnahme, oder gar zwei oder drei miteinander, zur
Tür hereinkommen. Wenn wir gar keine Zeit haben, aber sofort einen Transport über zwei bis drei Stunden fahren müssen. Unseren Zwiespalt, wenn wir
merken, eigentlich JETZT mit diesen Eltern ein ruhiges Gespräch führen zu
müssen, aber jenes Kind dringender versorgt gehört oder ein anderes Aufmerksamkeit und Beruhigung benötigt. Nicht zuletzt unsere Gefühle beim Kontakt
mit dem Tod und das Für und Wider, einen Patienten - vielleicht einen schon
monatelang von uns gepflegten und sehr lieben - sterben zu sehen und zu
lassen. Auch unseren Zwiespalt bei dem, was wir im Alltag als Hilfen und

Hilfsmittel für richtig erachten und dem, was die PDL oder die Verwaltung uns vorschreiben möchte, aus welchen Gründen auch immer, ist verantwortlich für die Entstehung von Konflikten, sowie der gesamte Dschungel der Bürokratie inclusive der Stellenplanung und Kostendämpfung. Auch die Einarbeitungs-Phase neuer Mitarbeiter, ob Arzt oder Schwester, oder das "Ansehen" bzw. das Nicht-Beliebt-Sein der Intensivstation innerhalb des Hauses mit den zum Teil öden Bemerkungen und Verhaltensweisen derjenigen, denen die Intensivpflege fremd ist. Auch unseren Zwiespalt, heute unbedingt wegen eines privaten Vorhabens pünktlich gehen zu müssen, gleichzeitig aber noch einen Berg dringender Arbeit auf der Station zu sehen. - Wer von uns kennt sie nicht, diese - ja, ich möchte sagen - "geplanten" Konflikte? Lauter kleine Dynamit-Päckchen, die irgendwann zu explodieren drohen!

Diese Dynamit-Päckchen werden um so gefährlicher, als sie an Orten versteckt sind, die wir nicht kennen. Wir alle schützen uns so weit wie möglich vor vielleicht für Dritte deutlich sichtbaren Konflikten. Alltagsroutine dient diesem Schutz, macht uns aber auch blind. Unbewußte Wünsche, Tabus und Bedürfnisse können so allzu leicht verschoben werden, vielleicht sogar zum Schaden unserer Patienten. Sind die Dynamit-Päckchen an unbekannten Orten versteckt, können sie hochgehen, wo wir es nicht erwartet hatten. So können ausbrechende Konflikte als völlig irrational und unbegreiflich erscheinen. Erst dadurch werden sie gefährlich. An sich nämlich gehören Konflikte durchaus zum normalen Leben - lernen müssen wir nur, mit ihnen positiv umzugehen.

Ist nun die Arbeit auf einer Intensiv-Station besonders prädestiniert, um Konflikte aufzuwerfen? Nun, darüber kann jeder für sich selbst nachdenken und sich diese Frage beantworten. Ich glaube, die Antwort steht im Zusammenhang mit der INTENSITÄT des Sich-Einlassen-Müssens auf schwerkranke Kinder und deren Eltern. Daraus resultierend auch in der Angewiesenheit und Bereitschaft, dem Kollegen vergleichbare Aufmerksamkeit zukommen zu lassen. Und überall dort, wo sich Menschen ernst nehmen, muß es zu Konflikten kommen. Da nützt all unser Wünschen für einen "sanften Gleitflug" über alle Schwierigkeiten hinweg sehr wenig! Spätestens in der nächsten ernsten Situation, in der nächsten unangenehmen Begegnung, werden uns schon die Flügel gestutzt und wir auf den Boden der Realität zurückgeholt!

Sich dann zu fragen - gleich beim nächsten Mal: "Was bedeutet mir dieses Ereignis, dieser Konflikt?? Was hat das mit MIR zu tun?? Was soll ich daraus lernen??" ist sicher der erste und gleichzeitig der wichtigste Schritt zur positiven Umwandlung. Denn nichts geschieht in meinem Leben - auch nicht in

meinem Berufsleben - das nicht einen Bezug zu mir, zu meiner Individualität
hat. Die Steine, die mir in den Weg gelegt werden, haben ihre Bedeutung für
niemand anderen als für mich. Ich kann sie erkennen und nutzen, in meine
"Wegplanung" einbauen, ich kann sie aber auch nicht beachten und darüber
hinwegstolpern. Nur falle ich dann garantiert auf die Nase.

Haben Sie sich schon einmal mit dem Gesetz der Spiegelung befaßt? Die sogenannte Umwelt ist in Wirklichkeit ein Spiegel, in der jeder Mensch lediglich
sich selbst erlebt, im Positiven wie im Negativen. Da nun jeder mit den positiven Seiten seines Lebens ohnehin recht gut fertig wird, fallen nur die
negativen ins Gewicht. Diese "bekämpft" man. Man kämpft für Frieden, Gerech-
tigkeit, Gesundheit, Menschlichkeit. Man kämpft auch gegen die notwendigen
Spielregeln, ohne die ein gemeinsames "Spiel", ein gemeinsames Miteinander
aber unmöglich ist. Man kämpft dafür und dagegen, alle kämpfen in Wirklichkeit nur gegen sich selbst, anstatt sich selbst zu ändern. Wenn ich im Spiegel
ein unfreundliches Gesicht sehe, brauche ich nur zu lächeln - und es wird
zurücklächeln, mit Sicherheit! Alle wollen immer nur die Welt verändern oder
ihre Umwelt, doch keiner wendet die Mittel an, die allein zum Erfolg führen.

Nun zurück zu den Steinen. Den ersten Nutzen, den wir daraus ziehen können,
ist den Stein zu beachten und ihn zu fragen, was er speziell UNS sagen will.
Oft aber sehen wir den Stein nicht, wir stolpern und wissen nicht warum. Und
genau aus diesem Grunde haben wir auf unserer Intensiv-Station vor ca. einem
halben Jahr eine Supervisions-Gruppe ins Leben gerufen mit der Vorstellung
und dem Wunsch, besser hören und sehen zu lernen. Durch diese Hilfestellung
ist es den Beteiligten schon vielfach gelungen, die Probleme zu hinterfragen,
sie aus einem anderen Blickwinkel zu betrachten, sich selber zu fragen:
"Warum habe gerade ich Schwierigkeiten damit?" Oder den Kollegen zu beobachten,
seine Handlungen und Probleme aus seiner Sicht zu verstehen. Überhaupt die
Probleme mal nicht auf der Sachebene zu sehen, sondern auf der Beziehungsebene.

Nach dem Hören- und Sehenlernen ist es wichtig zu lernen, Gefühle wahrzu-
nehmen und zu äußern. Denn oft genug ist es doch so, wenn wir die Gefühle
lange genug unterdrückt haben, überfallen sie uns von hinten, äußern sich an
falscher Stelle. Im allgemeinen sind wir uns dieser falschen Stelle nicht be-
wußt, weder bei uns noch bei anderen.

Wir alle kennen das Unterschwellige an Konflikten, das Nichts-Nützende, ja
sogar schädigende Nörgeln in Abwesenheit des Betreffenden, den sogenannten
"Schwelbrand". Warum haben wir so wenig Mut, dieses sogenannte "Böse" an

richtiger Stelle, also beim Schmidt und nicht beim Schmidtchen herauszulassen, damit es draußen ist und wir wieder neu beginnen können?

Wir haben in der Supervision auch gelernt, Probleme und Konflikte bildhaft zu sehen und zu verstehen. Zum Beispiel unser Kummer mit dem Nicht-Beliebt-Sein im Hause, bzw. unsere Aufgabe innerhalb des Hauses wurde mit den Aufgaben der GSG-9, der Spezialeinheit des Bundesgrenzschutzes für besonders gefährliche Einsätze, verglichen. Der GSG-9 sagte man nach, unfähig zu sein, den Verkehr zu regeln. Von uns wurde im Hause behauptet, die Grundpflege nicht zu beherrschen, denn es kam vor, daß ein Kind, Zustand nach Schädel-Hirn-Trauma, verlegt wurde mit Tannennadeln im Haar.

Zusammenfassend können wir sagen, Supervision ist ein Lernprozeß, der die beruflichen Strukturen und Konflikte zum Gegenstand hat. Ziel ist es, durch das vertiefte Erarbeiten der Tatsachen persönlich lebendiger und als Team leistungsfähiger und humaner zu werden. Die "Investition" geht also in die Persönlichkeit des Mitarbeiters, der dadurch mit der Zeit kompetenter und selbständiger wird.

Wir kommen nicht umhin, uns mit dieser Seite des Berufes oder mit dieser Seite der Waage zu befassen, damit uns die Schwere des Gewichts von Konflikten nicht irgendwann total erdrückt, denn der
POSITIVE UMGANG MIT KONFLIKTEN IST MEINES ERACHTENS DIE LÖSUNG!

VI. Neue wissenschaftliche Mitteilungen

A.Wessel, P.E.Lange, J.H.Bürsch, A.C.Yankah[1],H.H.Sievers[1],
A.Bernhard[1] und P.H.Heintzen
Abteilung Kinderkardiologie und Biomedizinische Technik,
Abteilung Kardiovaskuläre Chirurgie[1] der Universität Kiel

Einleitung

Die richtige Wahl der individuell am besten geeigneten Herz-
klappenprothese stellt bei Erwachsenen und Kindern gleicher-
maßen ein nicht einfach zu lösendes Problem dar (1,3). Der
Durabilität mechanischer Prothesen steht, beispielsweise beim
Aortenklappenersatz, eine Thrombembolierate von 2,5 auf 100
Patientenjahre sowie das Risiko einer schweren Anti-
koagulantienblutung mit 3 auf 100 Patientenjahre gegenüber
(1). Bei heterologen Bioprothesen kann zwar auf eine Antikoagulation verzichtet werden, aber wegen hoher Degenerationsra-
ten sollten solche Klappen im Kindesalter nicht mehr implantiert werden (1,7). Als ein neuer Weg des Aortenklappenersatzes hat sich die Transplantation homologer Taschenklappen
bei Erwachsenen bewährt (6,8). Ihre Haltbarkeit und guten
hämodynamischen Eigenschaften verbunden mit fehlendem Thromb-
embolierisiko machen eine Antikoagulantienbehandlung überflüs-
sig und lassen sie auch für den Klappenersatz im Kindesalter
geeignet erscheinen.

Patienten und Methode

Zwischen Mai 1983 und August 1986 wurden bei 31 Kindern und
Jugendlichen homologe Taschenklappen in Aorten- (n=8) und
Pulmonalisposition (n=23) implantiert. Die Transplantation
erfolgte unter Berücksichtigung der Blutgruppen des ABO-
Systems von Empfänger und Spender. Das mittlere Spenderalter
betrug 24 Jahre (11-41 Jahre). Die Transplantate wurden
antibiotisch sterilisiert, in Kulturmedium eingelegt (6) und
entweder frisch oder nach Kryokonservierung transplantiert.
Mit 7/31 Transplantationen wurden bei komplexen angeborenen
Herzfehlern funktionelle Äquivalente nicht angelegter Klappen
implantiert: Trikuspidalatresie (n=3), Pulmonalatresie (n=2),
Truncus arteriosus (n=1) und Ursprung beider Arterien aus dem
rechten Ventrikel (n=1). 24/31 Transplantationen erfolgten zum
Ersatz vorhandener, aber stark funktionsgestörter Aorten- und
Pulmonalklappen, deren Ergebnissen hier dargestellt werden
sollen (Tab.1). 8/24 in Aortenposition: 4/8 wegen Aorten-
stenose (2/4 als Zweiteingriff nach Kommissurotomie) und 4/8
als primärer Klappenersatz bei Aorteninsuffizienz (Tab.1). 13
der 23 in Pulmonalisposition eingesetzten Klappen wurden bei
Fallotscher Tetralogie transplantiert (davon 10/13 bei Re-
operationen); 3/23 bei Pulmonalstenose als Zweiteingriff nach
primär klappenerhaltenden Operationen. Die postoperative Medi-
kation umfaßte die Standardtherapie. Antikoagulantien,
Thrombozytenaggregationshemmer oder Immunsuppresiva wurden
nicht verabreicht.
Alle Patienten unterzogen sich präoperativ einer Herz-
katheteruntersuchung. Im Mittel 0,8 Jahre nach Transplantation

konnten 4/8 Patienten mit Aortenklappenersatz und 6/14 mit Pulmonalklappenersatz bei Fallotscher Tetralogie oder Pulmonalstenose invasiv nachuntersucht werden. Der maximale systolische Druckgradient, blutig via Katheter gemessenen, ist ein Maß der Klappenstenose. Zur Quantifizierung der Klappeninsuffizeinz wird die Regurgitationfraktion, das Verhältnis von Rückflußvolumen zu totalem Schlagvolumen, videodensitometrisch gemessen (2). Die Klappendiameter (D) wurden vor und mehrfach nach Transplantation echokardiographisch vermessen, um so Schrumpfung und Degeneration des Transplantates zu erkennen. Diese Messungen werden mit eigenen Normalwerten verglichen, die in Abhängigkeit vom Körpergewicht (KG) an n gesunden Kindern erstellt wurden:

Aortenklappe : $AoD = 4,66 * KG^{0,36}$ s=±12%   n=66
Pulmonalklappe : $PuD = 5,13 * KG^{0,37}$ s=±11%   n=52

Als Normbereich gilt Mittelwert ± relativer Fehler (s).
Herzschallbefunde werden phonokardiographisch dokumentiert.

<u>Tabelle 1:</u> Daten der Patienten, bei denen ein Aorten- oder Pulmonalklappenersatz mit homologen Taschenklappen erfolgte.

Nr	DG	G	Alter [J]	KG [kg]	prä-Op dp[mmHG]	RGF[%]	post-Op tU[J]	dp[mmHg]	RGF[%]
1	AI	m	15	64	0	44	0,01	51	46
2	AI	m	18,2	65	20	47	0,1	38	7
3	AI	m	14	68	13	45	1,1	59	50
4	AS/AI	w	18,1	56	10	39	1,0	10	37
5	AI	m	11,9	37,5	22	65			
6	AS	m	19	85	65				
7	AS	m	16,2	82	65	12			
8	AS/AI	w	17,7	45	30	44			
9	TOF/PS	m	8,6	21,4	56	0	0,1	0	0
10	TOF/PI	m	18	56	0	52	2,5	5	0
11	TOF/PI	m	18,9	55	7	47	1,1	25	65
12	TOF/PI	m	16,1	65	5	50	0,05	3	10
13	TOF/PI	w	10	22,3	2	60			
14	TOF/PI	w	9,1	29,9	4	50			
15	TOF/PI	m	6,6	19,8	8	53			
16	TOF/PI	m	16,5	46,4	9	55			
17	TOF/PS	w	17	48,6	60	15			
18	TOF/PS	m	17	47					
19	TOF	w	4,8	15	70				
21	TOF	w	15,1	45,8	40				
21	TOF	w	8,8	22	80		verstorben		
22	PS/PI	m	6	18,8	4	78	1,08	40	23
23	PS/PI	m	9,6	24	31	73	1,0	10	0
24	PS/PI	m	19,2	62	25	50			

<u>Abkürzungen:</u> DG:Diagnose, G:Geschlecht, KG: Körpergewicht, dp:Druckgradient, RGF: Regurgitationsfraktion, tU: Zeitintervall Transplantation - Nachuntersuchung. AS,AI;PS,PI:Aorten- bzw. Pulmonalstenose oder Insuffizienz, TOF: Fallotsche Tetralogie. Indikation zur Erstoperation links, Indikation zur Reoperation mit Klappentransplantation rechts von "/".

Ergebnisse

Letalität
Mit ingsgesamt 4/31 verstorbenen Patienten ergibt sich eine
nicht transplantatbedingte Gesamtletalität von 12,9%. Darin
enthalten ist eine perioperative Letalität von 9,7% (3/31) und
eine Spätletalität von 3,2% (1/31). 3/4 verstorbenen Patienten
hatten komplexe Herzfehler (Pulmonalatresie n=2, Truncus arteriosus n=1), 1/4 hatte eine Fallotsche Tetralogie. 23/31
Patienten befinden sich mit einer mittleren Nachbeobachtungs-
zeit von 1,93 Jahren weiterhin in unserer Betreuung.

Komplikationen
Bei einem Patienten (Nr.1) mußte das Transplantat wegen
schwerer Klappendysfunktion nach 23 Tagen gegen eine mechanische Prothese ausgetauscht werden. Bei den Patienten Nr. 3
und 11 ist anhand invasiver Nachuntersuchungsbefunde nach 1,1
Jahren ebenfalls von einer hämodynamisch bedeutsamen Klappendysfunktion auszugehen. Thrombembolische Ereignisse sind bei
den überwachten Patienten nicht bekannt geworden.

Herzschallbefunde
Systolische Herzgeräusche ließen sich an allen transplan-
tierten Klappen in Aorten- wie Pulmonalposition nachweisen.
Decrescendoförmige Diastolika traten bei 6/8 (75%) Klappen in
Aorten- und 11/15 (73%) in Pulmonalisposition auf.

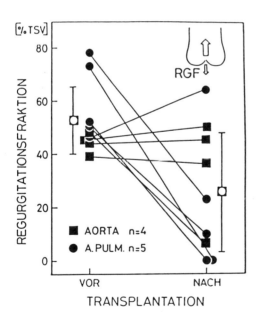

Abb.1: Klappeninsuffffi-
zienzen gemessen als Re-
gurgitationsfraktion
(RGF) vor und nach
Transplantation homo-
loger Taschenklappen,
die wegen Klappen-
insuffizienz in Aorten-
und Pulmonalposition
transplantiert wurden.
Die RGF nimmt von im
Mittel 52,8% auf 26,4%
ab, was einer Reduktion
der Volumenbelastung
des Ventrikels auf etwa
1/3 des präoperativen
Wertes bedeutet.
Offene Symbole: Mittel-
wert ± Standardab-
weichung

Klappenfunktion
Bei den 4 Patienten mit Aortenklappenersatz verbleibt nach
Transplantation ein systolischer Druckgradient von dp=39,5 ±
16,8mmHg (Mittel ± SD) sowie eine Regurgitationsfraktion von

RGF=35,2 ± 16,5%. Nach Implantation der Taschenklappen in Pulmonalisposition betragen die entsprechenden Werte dp=13,8 ± 14,2mmHg und RGF=16,3 ± 23,3%.

Betrachtet man das Verhalten der Druckgradieneten in Aorten- und Pulmonalisposition aller 9 nachuntersuchten Kindern, bei denen eine Klappeninsuffizienz den Eingriff indiziert hatte, so ergibt sich ein Anstieg des Druckgradienten von dp=10,8 ± 9,5mmHg auf dp=26,7 ± 19,8mmHg. Dabei verringert sich die Klappeninsuffizienz von RGF=52,8 ± 12,7% vor Transplantation auf RGF=26,4 ± 22,6% danach.

Bei differenzierter Untersuchung zeigen sich Unterschiede der Klappenfunktion in Aorten- und Pulmonalposition. Bei den 4 nachuntersuchten Patienten, bei denen eine Aorteninsuffizienz die Transplantation indiziert hatte, nahm der Druckgradient von dp=10,8 ± 7,2mmHg vor Transplantation auf dp=39,5 ± 16,8mmHg danach zu. Die Regurgitationsfraktion fiel gleichzeitig von RGF=43,8 ± 2,3% auf RGF=35,0 ± 16,8% ab. Beim Pulmonalklappenersatz wegen Insuffizienz (5 nachuntersuchte Patienten) steigt der Druckgradient von im Mittel dp=9,5 ± 11,1mmHg nur auf dp=16,6 ± 14,0mmHg an. Die Regurgitationsfraktion fällt von RGF=60,0 ± 12,8% auf RGF=19,6 ± 24,2%.

Klappendiameter

Der Durchmesser der transplantierten Taschenklappen beträgt bei 21 vermessenen Klappen im Mittel D=21,4 ± 3,2mm. Mit der Transplantation einer Taschenklappe wird der Durchmesser stenosierter Klappen, der vor dem Eingriff im Mittel 88,6 ± 24,0% von normal beträgt, auf 113,8 ± 11,2% des Normalwertes erweitert. Die Durchmesser insuffizienter Klappen sind vor Transplantation mit im Mittel 127,4 ± 21,4% zu groß. Nach Transplantation haben sie im Mittel auf 116,8 ± 27,1% der Norm abgenommen. Dann liegen die Diameter aller transplantierten Taschenklappen nur insignifikant oberhalb des gewichtsbezogenen Normalbereiches von 100 ± 12%.

Diese weniger als 1 Monat nach Transplantation gemessenen Diameter ändern sich bis zum Ende der aktuellen Beobachtungszeit von bis zu 3,3 Jahren (Mittel: 1,93 Jahre) nicht mehr signifikant.

Die über denselben Zeitraum beobachtete Schallreflexionsstärke des Transplantates änderte sich an der Pulmonalklappe nicht und blieb im Mittel normal. In Aortenposition zeigen nur die Wandanteile der Transplantate eine zunehmende Ultraschallreflexion, die nach 3 Jahren im Mittel als deutlich verstärkt anzusehen ist. Dabei bleibt aber die Reflexion an der Klappe selbst unverändert normal.

Diskussion

Homologe Taschenklappen können bei Kindern als Äquivalent atretischer Herzklappen und zum Aorten- und Pulmonalklappenersatz dienen. Die perioperative Letalität diese Eingriffs beträgt bei allen Patienten - inclusive derer mit komplexen Herzfehlern - insgesamt 12,9%. Bereinigt um die Letalität bei Operation komplexer Herzfehler, bei denen eine entsprechende Herzklappe primär fehlt, ergibt sich die Letalität des Aorten- und Pulmonalklappenersatzes (einschließlich Fallotscher Tetra-

logie) zu 4% (1/24). Das entspricht der Letalität des Aortenklappenersatzes bei Erwachsenen (1) und ist geringer als die
von anderen Autoren mit 6-21% angegebene Letalität beim
Aortenklappenersatz mit mechanischen Prothesen im Kindesalter
(4,5).

Eine hämodynamisch bedeutsame Klappendysfunktion hat in
1/24 (4%) eine frühe Reoperation indiziert. Nach 1,1 Jahren
wiesen weitere 2 Transplantate Funktionsstörungen auf, die
einen Austausch des Transplantates erfordern werden. Damit
ergibt sich eine Klappendysfunktionsrate von 12,5% (3/24).
Dies entspricht rechnerisch einer Rate reoperationspflichtiger
Klappendysfunktionen von 5,5% pro Patientenjahr. Sie fällt
geringer aus als diejenige von 7,1%, die WILLIAMS et al. (7)
bei heterologem bioprothetischen Klappenersatz bei Kindern
fanden, übertrifft aber die Fehlfunktionsrate homologer und
heterologer Aortenklappen bei Erwachsenen (3,6).

Die echokardiographischen Untersuchungen des Transplantates
ergeben im Einzelfall keinen sicheren Hinweis auf eine Dysfunktion der Klappe. Die Tatsache, daß die Schallreflexionsstärke der Wandanteile des Transplantates in Aortenposition
während der Beobachtungzeit zunahm, könnte eine vermehrte
Degenerationsneigung andeuten, die in Pulmonalposition nicht
erkennbar wurde. Dabei zeigen die Transplantate derzeit noch
keinen Hinweis auf eine Schrumpfung, denn der unmittelbar
postoperativ gemessene Klappendurchmesser ändert sich im Mittel nicht. Die Durchmesser der transplantierten Klappen ent-
sprachen im Mittel dem Aortenklappendurchmesser eines etwa
65kg schweren Erwachsenen. Diese Klappen waren in Einzelfällen, besonders bei Schulkindern, zu groß. Offenbar kann aber
durch eine geeignete chirurgische Technik das Mißverhältnis
zwischen vorhandenem Gefäßdurchmesser und Transplantatweite so
kompensiert werden, daß nicht zwangsläufig eine bedeutsame
Klappendysfunktion entstehen muß. Dies gilt in besonderem Maße
für den Pulmonalklappenersatz, der im Schulkindesalter als
Reoperation nach füher Korrektur schwerer Fallotscher Tetralogien erforderlich werden kann.

Die Befunde invasiv nachuntersuchter Patienten zeigen, daß
die Druckgradienten am Transplantat im Mittel etwas über denen
der vorher insuffizienten Klappen liegen. Die Tendenz zum
Anstieg des Druckgradieneten scheint beim Aortenklappenersatz
deutlicher ausgeprägt zu sein als beim Pulmonalklappenersatz,
sodaß nach Transplantation im Mittel von einer leichten
Stenosierung mit einem Druckgradienten von etwa 27mmHg ausge-
gangen werden kann. Die Regurgitationsfraktion insuffizienter
Klappen wird durch die Taschenklappentransplantation im Mittel
um die Hälfte verringert (52,8% auf 26,6%), was der Verklei-
nerung eines Links-Rechts-Shuntes von 112% auf 31% des System-
durchflusses entspricht. Auch die Klappeninsuffizienz scheint
beim Pulmonalklappenersatz geringer zu sein als beim Aortenklappenersatz. Erklärbar wären diese Befunde eventuell durch
Unregelmäßigkeiten an der in Aortenposition implantierten
Klappe, weil ein Aortenklappenersatz wegen der Implantation
der Koronararterien technisch schwieriger durchführbar ist als
der Pulmonalklappenersatz.

Die Ergebnisse des Pulmonalklappenersatzes scheinen insgesamt besser zu sein als die des Aortenklappenersatzes. Deshalb

könnten sich homologe Taschenklappen zukünftig als geeigneter Ersatz insuffizienter Pulmonalklappen erweisen, die, wenn sie nach Korrektur Fallotscher Tetralogien oder Kommissurotomien der Pulmonalklappe hämodynamische Bedeutsamkeit erlangen, zur Verbesserung der Langzeitprognose auch bei asymptomatischen Patienten ersetzt werden sollten.

Zusammenfassung

Die Transplantation homologer Taschenklappen als Aorten- und Pulmonalklappenersatz kann mit einer für den Klappenersatz im Kindesalter niedrigen Letalität durchgeführt werden, eine Antikoagulation entfällt, die Degenerationsrate der Tansplantate ist geringer als die heterologer Bioprothesen in dieser Altersgruppe. Die hämodynamischen Ergebnisse könnten für eine besondere Eignung homologer Taschenklappen als Ersatz insuffizienter Pumonalklappen sprechen. Sollte sich dies zukünftig bestätigen, so ergibt sich damit die Möglichkeit, den Pulmonalklappenersatz als Routineeingriff mit geringem Risiko bei Pulmonalinsuffizienz zu etablieren, sodaß er, indiziert durch quantitative Messungen, rechtzeitig vor Manifestation einer rechtsventrikulären Myokardinsuffizienz vorgenommen werden kann. Hierdurch ließe sich die Langzeitprognose zahlreicher Kinder mit Pulmonalinsuffizienz nach Korrektur einer Fallotschen Tetralogie verbessern.

Literatur:

1. Borst HG, Frank G, Frimpong-Boateng K, Bednarski P (1986) Herzklappenprotesenwahl-1985. Z Kardiol 75:311-315
2. Bürsch JH, Heintzen PH, Simon R (1974) Videodensiotometric studies by a new method of quantitating the amount of contrast medium. Europ J Cardiol 1:437-446
3. Horstkotte D (1985) Prosthetic valves or tissue vales - a vote for mechanical prostheses. Z Kardiol 74, Suppl.6: 19-37
4. Iyer KS, Reddy KS, Rao IM, Venugopal P,Bhatia ML,Gopinath N (1984) Valve replacement in children under twenty years of age. J Thorac Cardiovasc Surg 88:217-224
5. Mathews RA, Park SC, Neches WH, Lenox CC, Zuberbuhler JR, Fricker FJ, Siewers RD, Hardesty RL, Lerberg DB, Bahnson HT (1977) Valve replacement in children and adolescents. J Thorac Cardiovasc Surg 73:872-876
6. Penta A, Qureshi S, Radley-Smith R, Yacoub MH (1984) Patient status 10 or more years after "fresh" homgraft replacement of the aortic valve. Circulation 70, Suppl I: I-182 - I-192
7. Williams DB, Danielson GK, McGoon DC, Puga FJ, Mair DD, Edwards WD (1982) Porcine heterograft valve replacement in children. J Thorac Cardiovasc Surg 84:446-450
8. Yankah AC, Hetzer R (1987) Derzeitige und zukünftige Trends bei der Transplantation allogener Herzklappen Z Herz-, Thorax-, Gefäßchir 1:12-19

Dr.Armin Wessel,Abt.Kinderkardiologie,Schwanenweg 20,2300 Kiel

R.G. Galaske, G. Offner, P.F. Hoyer, H. Jüppner

Eine gute Primärfunktion verbürgt im wesentlichen den Erfolg
einer Nierentransplantation beim Menschen (1). Unter den vielen Faktoren, die zur Vermeidung einer frühen Anurie beitragen, ist neben einer kurzen Ischämiezeit des Transplantates
und optimalem chirurgischem Verfahren die gute hämodynamische
Kondition des Empfängers entscheidend. Hierzu zählt nach tier-
experimentellen Untersuchungen (2) und langjährigen klinischen
Erfahrungen die intra- und postoperative Volumenexpansion des
Transplantat-Empfängers (3, 4). In die Diskussion, welche pathophysiologischen Mechanismen für diese Zusammenhänge verantwortlich sind, wurde immer wieder die Forderung nach Mediato-
ren eingebracht (5), die z. B. zwischen der Zunahme des zentralvenösen Druckes und verbesserter Diurese vermitteln.
Wir haben in diesem Zusammenhang versucht, aus einem Kollektiv
von 28 konsekutiven Nierentransplantationen mit konservativer
Immunsuppression die Einflüsse unterschiedlicher Volumenbela-
dungen auf die postoperative Diurese, die zentralvenösen Druk-
ke und die erzielte Abnahme des Serumkreatininspiegels im
postoperativen Verlauf herauszufinden. Zusätzlich wurden bei
fünf kürzlich transplantierten und analog volumenbeladenen Patienten mit guter Primärfunktion die Serumaktivitäten des humanen atrialen natriuretischen Peptides (h-ANP) prae- und intraoperativ sowie in der postoperativen Phase gemessen.
Von den in Hannover insgesamt durchgeführten 160 Nierentransplantationen im Kindesalter wurden drei Gruppen mit jeweils
13, 15 und 5 konsekutiv transplantierten Kindern prospektiv
untersucht. In der ersten Gruppe handelt es sich um 13 Kinder,
die eine Lebendspende erhalten hatten (Durchschnittsalter 10,4
+ 2,9 Jahre) und in der zweiten Gruppe um 15 Kinder, die eine
Niere von einem verstorbenen Spender erhalten hatten (Durchschnittsalter 12,2 + 3,3 Jahre). Der Anteil der erworbenen und
angeborenen Grundkrankheiten sowie das Durchschnittsalter unterschieden sich nicht wesentlich. Zusätzlich untersuchten wir
noch eine Gruppe von fünf nierentransplantierten Patienten,
bei denen wir den h-ANP-Verlauf dokumentieren konnten (Durchschnittsalter 10,1 + 3,6 Jahre).
Das Behandlungsregime intra- und postoperativ während der ersten intensivmedizinischen Phase war identisch. Mannitol wurde
intraoperativ vor Öffnen der Gefäßanastomose mit 1 g/kg infundiert. Mit der Gabe von Dopamin und Furosemid als Dauerinfusion wurde intraoperativ begonnen und nach Übernahme auf die
interdisziplinäre pädiatrische Intensivstation unverändert
fortgefahren. Furosemid wurde mit 10 mg/kg/24 Stunden, Dopamin
mit 2,2 µg/kg/min. dosiert. Die Volumenbeladung erfolgte durch
Infusion kolloidaler Lösungen von im Mittel 4 g/kg Körperge-
wicht/24 Stunden, um einen erwünschten zentralvenösen Druck
von 7 mm Hg zu erzielen.
Das Transplantationsergebnis wurde ausgedrückt durch die Pri-
märfunktionen Diurese und prozentualen Abfall des Serumkreatinins vom Ausgangswert während der ersten 24 Stunden nach
Transplantation. In der Gruppe der Verwandtennieren-Transplan-
tationen fällt bei erwartet guter Diurese von 193 ml/kg/24

Stunden das Serumkreatinin um 88,3 auf fast 10 % des Ausgangswertes bei Transplantation ab. Dagegen mußte bei Nieren mit
langer Ischämiezeit eine erheblich eingeschränkte Anfangsdiu-
rese von 45 ml/kg/24 Stunden sowie ein nur mäßiger Abfall der
Serumkreatininkonzentration um 16,8 % des Ausgangswertes in
den ersten 24 Stunden festgestellt werden. In der dritten,
ebenfalls mit Organen verstorbener Patienten versorgten Gruppe
ist bei optimalem perioperativem Handling eine hohe Diurese
von 319 ml/kg/24 Stunden mit jedoch nur mittelgradigem Abfall
des Serumkreatinins um 54 % vom Ausgangswert zu verzeichnen.
Die Werte zeigen, daß die glomeruläre Filtrationsrate nach
Transplantation in einem selektioniert guten, einem optimalen
und einem normalen Patientengut bei gleichem perioperativem
Verfahren im wesentlichen umgekehrt proportional der Ischämiezeit des Organs bzw. Ausdruck für dessen Qualität ist.
Beim direkten Vergleich der verabreichen Menge Humanalbumin
während der ersten postoperativen Phase gegenüber dem erzielten zentralvenösen Druck ist aufgrund der großen Streuung keine signifikante Regression möglich.
Eindeutig ist jedoch der hohe prozentuale Abfall der Serum-
kreatininkonzentrationen bei den lebend gespendeten Nieren,
ohne daß zu erkennen ist, welche Menge kolloidaler Volumengabe
zu deren guter Initialfunktion beiträgt. Andererseits ist der
relative Anteil initialer Organversager mit Oligo/Anurie bei
Leichennieren-Transplantationen unter dem durchgeführten Volu-
menexpansionsregime auffällig klein (10 %).
Bei den lebend gespendeten Organen läßt sich aber doch ein
signifikanter Erfolg des Flüssigkeitsregimes erkennen, wenn
man die Menge des während der ersten 24 Stunden infundierten
Humanalbumins gegen die erzielte Diurese aufträgt (Abb. 1,
obere Kurve). Dagegen scheint dieselbe Volumengabe auf die
vorgeschädigten Organe mit längerer Ischämiezeit (Abb. 1, untere Kurve) keinen signifikanten Einfluß zu haben.
Bei Leichennieren-Transplantaten ohne Vorschädigung und kurzer
Ischämiezeit (3. Kollektiv) besteht ein ähnlich direkter Zusammenhang zwischen kolloidaler Volumenbeladung und erzielter
Diurese nach Transplantation. Hier liegt allerdings schon bei
geringer Albumin-Infusionsmenge (3,1 $\pm$ 2,1 g/kg/24 Stunden)
die Diurese deutlich über den Ausgangswerten bei den Durch-
schnittswerten des Vergleichskollektives (319 gegenüber 45 ml/
kg/24 Stunden).
Offensichtlich spielen zwei Mechanismen Hand in Hand: Die kurze Ischämiezeit einer möglichst ungeschädigten Transplantat-
niere und die initiale Volumenbeladung. Dazwischen könnte ein
dritter Faktor vermitteln, der perioperativ unter kolloidaler
Volumenbeladung in seiner Serumaktivität deutlich ansteigt.
Die Messungen des humanen atrialen natriuretischen Peptides
zeigen einen deutlichen Anstieg auf 0,544 ng/ml des bereits im
Ausgangswert erhöhten Serumspiegels von 0,317 ng/ml. 24 Stunden nach Transplantation ist unter Volumenbeladung ein weiterer Anstieg des h-ANP-Serumspiegels auf 0,65 ng/ml zu messen.

Die präoperativ bereits erhöhten Werte repräsentieren möglicherweise den venösen Füllungszustand von Dialysepatienten.
Tatsächlich zeigten zwei Patienten mit kontinuierlicher Dialyse (CAPD) die niedrigsten Einzelwerte, die nur knapp über
der Norm liegen. Perioperativ kommt es im Mittel zu einer Ver-

PROTEINBELADUNG UND DIURESE

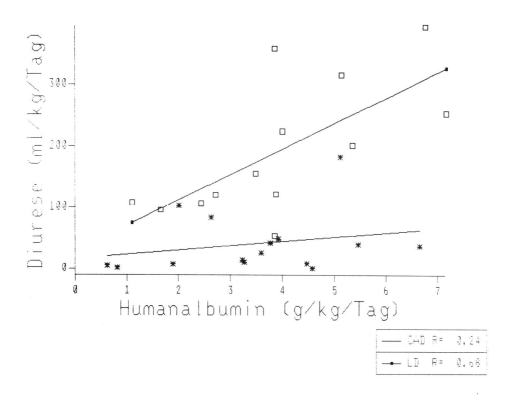

dopplung der gemessenen h-ANP-Aktivität im Serum bei volumenbeladenen Transplantationspatienten mit weit überdurchschnitt-
licher Diurese.
Zusammengefaßt erscheinen uns zwei Aussagen wichtig für das
erfolgreiche perioperative Vorgehen bei Nierentransplantationen: Die kurze Ischämiezeit ist unabänderlich die wichtigste
Voraussetzung für das erfolgreiche Transplantieren eines Organs. Aber selbst bei kürzester Ischämiezeit wie den Verwand-
tennieren-Transplantationen ist der Einfluß der kolloidalen
Volumenbeladung auf die gute Ausgangsdiurese signifikant. Bei
vorgeschädigten Organen mit ausgeprägter Tubulusnekrose nach
längerer Ischämiezeit ist der Einfluß der Volumenbeladung auf
die Nierenfunktion, ausgedrückt durch die gute initiale Diurese und den Abfall der Serumkonzentration von Kreatinin nicht
mehr direkt erkennbar. Es scheint aber, daß durch Aufrechterhaltung einer Minimalfunktion der Anteil der Organversager
niedrig gehalten werden kann.
Zur Frage des pathophysiologischen Zusammenhangs könnte der
signifikante Anstieg der Serumaktivität von humanem atrialen
natriuretischen Paptid unter perioperativer Volumenbeladung
einen Hinweis geben auf dessen Vermittlerrolle bei der Erzeu-
gung einer lebenswichtigen guten initialen Diurese bei Nierentransplantationen.

Literatur:
1. OPELZ, G., SASAKI, N., TERASAKI, P.I.: Prediction of long-term kidney transplant survival rates by monitoring early graft function and clinical grades. Transplantation 25: 212-215 (1978)

2. BRENNER, B.M., BERLINER, R.W.: Relationship between extra-cellular volume and fluid reabsorption by the rat nephron. Am. J. Physiol. 217: 6-12 (1969)

3. LUCIANI, J., FRANTZ, Ph.,THIBAULT, Ph., GHESQUIERE, F., CONSEILLER, Ch., COUSIN, M.Th., GLASER, P., LeGRAIN, M., VIARS, P., KÜSS, R.: Early anuria prevention in human kidney transplantation. Transplantation 28: 308-312 (1979)

4. CARLIER, M., SQUIFFLET, J.P., PIRSON, Y., GRIBOMONT, B., ALEXANDRE, G.P.J.: Maximal hydration during anesthesia increases pulmonary arterial pressures and improves early function of human renal transplants. Transplantation 34: 201-204 (1982)

5. WILSON, D.R., HONRATH, U., SONNENBERG, H.: Prostaglandin synthesis inhibition during volume expansion: Collecting duct function. Kidney Intern. 22: 1-7 (1982)

Das Lungenödem als Indikation zur kontinuierlichen arteriovenösen Hämofiltration (CAVH)

G.Zobel, M.Trop, H.-M.Grubbauer
Universitäts-Kinderklinik Graz, Austria

EINLEITUNG:

Das Lungenödem ist entweder durch eine erhöhte Permeabilität
der Kapillarwand (permeabilitätsbedingtes Lungenödem) oder
durch einen erhöhten Druck in den Lungenkapillaren (hydro-
statisches Lungenödem) bedingt, wobei jedoch auch Mischformen
vorkommen können (11). Schon beim gesunden Menschen tritt
ständig Flüssigkeit vom Lungenkapillargefäßsystem in das
Interstitium über. Diese Flüssigkeit wird kontinuierlich über
den Lymphweg abtransportiert. Übersteigt jedoch der Flüssig-
keitsübertritt Intravasalraum - Lungeninterstitium den
Abtransport über den Lymphweg, kommt es zur Ödembildung,und
zwar anfangs perivasculär und peribronchiolär (interstitielles
Ödem), später tritt die Flüssigkeit in die Alveolarwand über
und zuletzt werden die Alveolen mit Flüssigkeit überflutet
(alveolares Ödem).
Die ersten klinischen Zeichen der Tachy-, Dyspnoe und Hypoxämie
treten jedoch erst dann auf, wenn das Ödem schon ein be-
trächtliches Ausmaß angenommen hat. Das therapeutische Konzept
besteht in der O_2-Gabe, Applikation eines kontinuierlichen
positiven Atemwegdruckes (CPAP) mit Spontanatmung oder einer
intermittierend positiven Druckbeatmung mit positivem endexspiratorischem Druck (IMV + PEEP),Flüssigkeitsrestriktion,
Diuretikagabe, Anwendung positiv inotroper Substanzen und
der Sedierung (1o). Da Patienten mit Lungenödem oft auch eine
eingeschränkte Nierenfunktion aufweisen, gelingt eine negative
Flüssigkeitsbilanz trotz Flüssigkeitsrestriktion und Diuretikagabe nicht immer. In dieser Situation kann eine negative
Flüssigkeitsbilanz bzw. eine Verminderung des extravaskulären
Lungenwassers nur mittels extrakorporalen Flüssigkeitsentzuges
erreicht werden. Wir untersuchten die Auswirkungen der kontinuierlichen arteriovenösen Hämofiltration (CAVH) auf den pulmonalen Gasaustausch während der ersten 24 Stunden nach respiratorischer Dekompensation bei Patienten mit schwerem
Lungenödem.

PATIENTEN UND METHODE:

Von Juli 1985 bis Juli 1986 wurden 9 Kinder mit einem mittleren
Alter von 5.5+5.3 Jahren (6 Wochen bis 15 Jahre) und einem
mittleren Körpergewicht von 2o.6+17.o kg (3.5 bis 45 kg)
wegen einer respiratorischen Insuffizienz bei schwerem Lungenödem mittels CPAP bzw. IMV und PEEP behandelt. Wir teilten die
9 Kinder in 3 Gruppen: Gruppe I: 3 Kinder mit hydrostatisch bedingtem Lungenödem und Anurie; Gruppe II: 3 Kinder mit vor-
wiegend permeabilitätsbedingtem Lungenödem, 2 davon mit Anurie;
Gruppe III: 3 Kinder mit permeabilitätsbedingtem Lungenödem
ohne Oligurie. Die Therapie der respiratorischen Insuffizienz
bestand in allen 3 Gruppen in der Sauerstoff-Gabe (FiO2

o.6 - 1.o) und der PEEP-Applikation (bis zu 15 cmH$_2$O)in
Zusammenhang mit Spontanatmung oder IMV. In Gruppe I und II
wurde sofort nach respiratorischer Dekompensation die CAVH
installiert, um eine negative Flüssigkeitsbilanz zu erreichen,
während in Gruppe III dieses Ziel mit Flüssigkeitsrestriktion
und Diuretikagabe angestrebt wurde. Die Beurteilung des
Lungenödems erfolgte vor allem nach klinischen und radiologischen Kriterien und nach Veränderungen der arteriellen
Blutgase. Eine Pulmonalkapillardruckmessung (PCWP) zur
exakten Differenzierung zwischen hydrostatisch- und permeabilitätsbedingtem Lungenödem wurde nur bei 2 Patienten in
Gruppe III vorgenommen (PCWP < 12 mmHg). In allen 3 Gruppen
wurde eine kontinuierliche arterielle RR- und ZVD-Messung
durchgeführt, sowie halbstündlich bis 2 stdl. die arteriellen
Blutgase gemessen. Als Maß für den Sauerstoffgasaustausch
verwendeten wir die PaO$_2$/FiO$_2$-Ratio und als Therapiescore zur
Oxygenierung das Produkt aus PEEP, I:E-Ratio und FiO$_2$ (PIF)
(4).

Die CAVH wurde entweder spontan oder mit Sogunterstützung
durchgeführt, wobei wir entsprechend dem Körpergewicht der
Patienten verschiedene Hämofilter mit einer Membranfläche von
o.1 bis o.6 m^2 verwendeten. Die Technik wurde an anderer
Stelle genau beschrieben (12,13). Die Filtratmenge wurde halbstündlich bis stündlich gemessen. Eine negative Flüssigkeitsbilanz von 1-3 ml/kg/h wurde angestrebt.

RESULTATE:

Innerhalb der ersten 24 Stunden nach respiratorischer Dekompensation wurde in Gruppe I und II mittels CAVH eine
negative Flüssigkeitsbilanz von 2.2+o.66 bzw. 1.74+o.26 ml/
kg/h erzielt, während es in Gruppe III zu einer Flüssigkeits-
retention von o.46+o.o5 ml/kg/h kam. Die Blutgaswerte,
Oxygenierungsindex, Oxygenierungsscore und Herzkreislauf-
parameter am Beginn der respiratorischen Dekompensation und
24 Stunden danach sind in Tabelle 1 zusammengefaßt.
In den beiden Gruppen mit CAVH trat eine Besserung des
Oxygenierungsindexes ein, während gleichzeitig die für die
Oxygenierung entscheidenden Respiratoreinstellungen reduziert
werden konnten. In Gruppe III beobachteten wir trotz Erhöhung
der Respiratoreinstellgrößen keine Verbesserung der Oxygenierung. Die Abb. 1 zeigt die Thoraxröntgenbilder zweier Kinder
mit schwerem permeabilitätsbedingtem Lungenödem zu Beginn der
respiratorischen Dekompensation und 24 Stunden danach.
Während beim Kind mit CAVH nach 24 Stunden kaum mehr ein
Lungenödem ersichtlich war (Abb. 1b), trat beim Kind mit
konventioneller Therapie keinerlei radiologische Besserung
ein (Abb. 1a).
Alle Kinder in Gruppe I konnten innerhalb von 48 bis 96
Stunden nach respiratorischer Dekompensation extubiert werden.
Die Kinder in Gruppe II starben trotz vorübergehender
Besserung der respiratorischen Situation an den Folgen des
progredienten Multiorganversagens innerhalb von 36 bis 72
Stunden, während die Kinder in Gruppe III an den Folgen des
progredienten Lungenversagens nach durchschnittlich 16

Tagen Beatmung verstarben.

Tabelle 1: Oxygenierungsindex, Oxygenierungsscore und Herz-
kreislaufparameter bei respiratorischer Dekompensation und 24 Stunden danach bei neun Kindern mit
schwerem Lungenödem.

	Gruppe I (n=3)		Gruppe II (n=3)		Gruppe III (n=3)	
	0^h	24^h	0^h	24^h	0^h	24^h
$paCO_2$	35 (23-44)	33 (27-38)	41 (40-43)	34 (25-40)	47 (38-56)	50 (42-63)
paO_2	120 (60-159)	107 (83-150)	57 (55-62)	94 (68-127)	72 (62-116)	75 (64-92)
$paO2/FIO2$	125 (60-159)	282 (127-500)	57 (55-62)	136 (92-195)	105 (63-129)	94 (70-114)
PEEP	5 (4-6)	5 (5-6)	11 (10-13)	10 (5-11)	6 (4-9)	9 (9-11)
PIF	4 (2-6)	2 (1-2)	12 (4-17)	7 (3-15)	2 (1-4)	5 (4-5)
MAD	54 (33-83)	58 (49-76)	54 (34-71)	65 (44-92)	50 (46-54)	47 (42-56)
ZVD	16 (15-17)	5 (1-11)	12 (11-13)	6 (3-8)	10 (7-12)	12 (9-14)
HF	147 (143-150)	126 (118-142)	162 (145-188)	149 (118-175)	141 (125-150)	145 (123-161

Oxygenierungsindex: paO_2/FIO_2 (mmHg)

Oxygenierungsscore: PIF (PEEP (cmH_2O) x I:E-Ratio x FIO_2

Abb. 1.: Thoraxröntgenbilder bei respiratorischer Dekompensation und 24 Stunden danach bei permeabilitätsbedingtem Lungenödem (a: ohne CAVH; b: mit CAVH).

Die CAVH wurde von allen Kindern sehr gut toleriert. Es
wurde weder ein Blutdruckabfall noch eine katheterbedingte
Komplikation,wie Thrombose, Blutung oder Infektion,
beobachtet.

Abb. 1a,b: a)

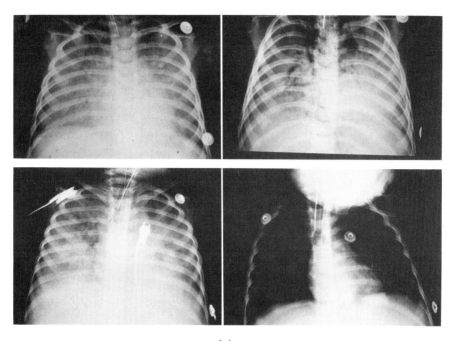

b)

DISKUSSION:

Bei Patienten mit respiratorischer Insuffizienz bei schwerem
Lungenödem ist meist nicht nur die Lungenfunktion, sondern
auch die Herzkreislauf- und Nierenfunktion eingeschränkt. Die
drohende Hypervolämie erfordert eine exakte Kontrolle des
Flüssigkeitshaushaltes. Oft kann jedoch eine negative Flüssigkeitsbilanz mit Flüssigkeitsrestriktion und Diuretikagabe
nicht erzielt werden. In dieser Situation bietet die CAVH die
Möglichkeit einer exakten Flüssigkeitsbilanzierung. Sie wurde
erstmals 1977 von Kramer et al beschrieben (6). Die CAVH
stellt ein Therapieverfahren dar, bei dem ohne Anwendung einer
Blutpumpe dem Körper kontinuierlich Wasser und gelöste klein-
und mittelmolekulare Substanzen mittels Ultrafiltration ent-
zogen werden. Je nach Hydrationszustand des Patienten wird
das Ultrafiltrat teilweise oder zur Gänze durch eine Ultra-
filtratsubstitutionslösung ersetzt. Der kontinuierliche und
langsame Flüssigkeitsentzug wird auch von kreislauflabilen,
hypervolämischen Patienten gut toleriert und führt so zu einer
Volumenentlastung beider Ventrikel. Dies bringt beim stark
volumenüberlasteten Patienten eine Besserung der Herzkreislauf-
situation mit sich (1). Gleichzeitig tritt auch eine deutliche
Verminderung des Lungenödems ein. Diese Verminderung des
extravaskulären Lungenwassers hatten Oyama et al 1984 im
Tierversuch sowohl beim hydrostatisch- als auch beim permeabi-

litätsbedingtem Lungenödem nachgewiesen (8). Dieser günstige
Einfluß der Ultrafiltration auf das extravaskuläre Lungenwasser und die Oxygenierung wurde von anderen Autoren bei
Erwachsenen mit schwerem Lungenödem beobachtet (5,7,lo). Auch
bei unseren kritisch kranken Kindern mit hydrostatisch- oder
permeabilitätsbedingtem Lungenödem trat eine Ödemverminderung
und die damit einhergehende Verbesserung der Oxygenierung ein.
Jedoch hatte die CAVH bei den 3 Kindern mit permeabilitätsbedingtem Lungenödem bei Multiorganversagen trotz vorübergehender Besserung der Herz-Lungenfunktion keinen Einfluß auf
den Gesamtkrankheitsverlauf. Dieser positive Einfluß auf den
Gesamtkrankheitsverlauf wurde jedoch bei Erwachsenen beobachtet (2,3,9).
Ob neben der Ödemverminderung auch die Elimination vasoaktiver
Substanzen durch die Ultrafiltration eine entscheidende
Rolle für die Verbesserung des pulmonalen Gasaustausches
spielt, wird zwar von Gotloib et al berichtet, bedarf jedoch
weiterer Untersuchungen (2).
Die CAVH kann auch beim kleinen Säugling rasch eingesetzt
werden. Sie kann auf jeder pädiatrischen Intensivstation
durchgeführt werden und wird auch von sehr kreislauflabilen
Kindern gut toleriert.

ZUSAMMENFASSUNG:

Die CAVH verringert sowohl beim hydrostatisch als auch beim
permeabilitätsbedingten Lungenödem das extravaskuläre
Lungenwasser. Dies führt einerseits zu einer Verbesserung
des pulmonalen Gasaustausches und ermöglicht andererseits
eine Reduzierung der Respiratoreinstellung, wodurch das
pulmonale Barotrauma verringert werden kann.

LITERATUR:

1. Blanke H., Kreuzer H., Wigger N., Scheler F.:
   Die Behandlung der akuten Linksherzinsuffizienz anurischer
   Patienten mit der Hämofiltration.
   Dtsch.med.Wschr. 1o2: 18o4-18o7,1977.

2. Gotloib L., Barzilay E., Shustak A., Waiss Z., Lev A.:
   Hemofiltration in severe septic adult respiratory
   distress syndrome associated with varicella.
   Intens.Care Med. 11: 319-322, 1985.

3. Gotloib L., Barzilay E., Shustak A., Lev A.:
   Sequential hemofiltration in nonoliguric high capillary
   permeability pulmonary edema of severe sepsis: pre-
   liminary report.
   Crit.Care Med. 12: 997-1ooo, 1984.

4. Koller W., Benzer H., Duma S., Mutz N., Panser G.:
   Ein Modell zur einheitlichen Behandlung und Therapieaus-
   wertung beim schweren ARDS.
   Anästhesist 32: 576, 1983.

5. Koller W., Benzer H., Mutz W., Pauser G.:
   Kontinuierliche arteriovenöse Hämofiltration beim inter-
   stitiellen Lungenödem.
   Acta Med. Austriaca 12: 97-1o3,1985.

6. Kramer P., Wigger W., Rieger J., Matthaei D., Scheler F.:
   Arteriovenous hemofiltration: a new and simple method for
   treatment of overhydrated patients resistant to diuretics.
   Klin.Wschr. 55: 1121-1122, 1977.

7. Maritano M., Avalle M., Gianferrari P., Guglielmotti E.,
   Pacitti A., Segoloni G., Vignotto F.:
   Changes in hemodynamics and alveolar-arterial oxygentension
   difference (AaDO$_2$Q) in patients with adult respiratory
   distress syndrome during fluid removal by ultrafiltration.
   In: Sieberth HG, Mann H. (Hrsg). Continuous Arteriovenous
   Hemofiltration (CAVH). Karger, Basel 1985 (S 111-115).

8. Oyama C., Levin W., Magilligan DJ:
   Pulmonary edema: reversal by ultrafiltration.
   J.Surg.Research 36: 191-197,1984.

9. Romano E., Gullo A., Berlat G.Kette F.:
   Pulmonary gas exchange in critically ill patients during
   continuous arteriovenous hemofiltration.
   In: La Greca G. Fabris A, Ronco C (eds). Proceedings of the
   International Symposium on Continuous Arteriovenous
   Hemofiltration. Wichtig Editore, Mailand 1986 (S139-145).

1o. Stokke T., Burchadi H, Koller W, Benzer H:
   Pulmonary interstitial edema: an indication for continuous
   arteriovenous hemofiltration?
   In: Kramer P (Hrsg). Arteriovenous Hemofiltration. Springer,
   Berlin, 1985 (S 174-181).

11. Suter PM:
   Therapeutisches Konzept bei interstitiellem Lungenödem.
   In: Peter K, Lawin P, Jesch F (Hrsg). Organversagen
   während Intensivtherapie, INA-Schriftenreihe, Bd 45.
   Thieme, Stuttgart 1984 (S 62-68).

12. Zobel G., Ring E., Trop M., Grubbauer H.-M.:
   Nine months experience with CAVH in a pediatric intensive
   care unit.
   In: LaGreca G, Fabris A, Ronco (Hrsg). Proceedings of the
   International Symposium on Continuous Arteriovenous
   Hemofiltration. Wichtig Editore, Mailand 1986 (S 156-161).

13. Zobel G., Trop M., Ring E., Grubbauer H.-M.:
   Die kontinuierliche arteriovenöse Hämofiltration im
   Kindesalter.
   Monatschr. Kinderheilkd. 135: 143-147, 1987.

Anschrift des Verfassers:
OA.Dr.G.Zobel
Universitäts-Kinderklinik Graz
Auenbruggerplatz
A-8o36   G r a z   / Austria

HF-Beatmungsspirometrie bei Früh- und Neugeborenen

V.O.Lang, M.Ball, P.Emmrich, J.Novak, H.J.Schneider

Die Beatmungsspirometrie in ihrer Bedeutung ist bei Erwachsenen und Kindern schon sehr lange bekannt. Schon früh wurde deswegen versucht, auch bei Früh- und Neugeborenen ursprünglich mit dem Servo-Ventilator mit recht mäßigem Erfolg, später dann aber ab 1983 - vor allem durch SCHÖBER, STÜBING, LEIDIG, MENTZEL, um einige Namen zu nennen - das Atemzug- und Atemminuten-Volumen mit Hilfe eines Hitzdraht-Flowmeters zu bestimmen. Wir selbst versuchten ebenfalls zuerst diese Anordnung zu benutzen, sahen dann aber bei der von uns bei künstlicher Beatmung als notwendig erachteten Relativfeuchte der Atemgase von über 80 % große Schwierigkeiten bei der Messung. Nach unseren Erfahrungen und Mitteilungen aus der Literatur würden wir an ein Beatmungsspirometrie-System heute folgende Forderungen stellen:

1. **Es sollte keine oder nur minimale Auswirkungen auf die Lungenfunktion des Patienten haben.** Schon Totraumvolumina von 1,5 ml können bei Frühgeborenen um 1000 g bei hohen Atemfrequenzen (100 oder darüber) zu einem pCO_2-Anstieg von 40 auf 60 Torr führen.

2. **Eine Tubus-nahe Messung anwenden;** nur sie ermöglicht durch Wegfall der Kompressibilität des Schlauchsystems u.a. aussagekräftige Ergebnisse zu erhalten.

3. **Ein störunanfälliges, genaues Meßprinzip verwenden,** d.h. möglichst Fehler kleiner als 10 %; keine Störungen durch Kondenswasser und als selbstverständlich beinhalten,

4. daß die **Sensoren mechanisch stabil und sterilisierfähig** sind.

Alle diese Probleme und notwendigen Forderungen bewirkten, daß wir uns vor 2 Jahren für das auch heute in der Spirometrie immer noch anerkannt beste Flow-Meßprinzip, nämlich das nach Fleisch, entschieden und dieses weiterentwickelten.

Methodik: Abb. 1 zeigt unseren neuen Spirometrie-Beatmungskopf für Früh-, Neugeborene und Säuglinge im Schnitt, der nach dem modif. Fleisch-Prinzip arbeitet. Das evtl. mit der Einatemluft in den Beatmungskopf gelangende Kondenswasser wird über den Kondensat-Eliminationsstutzen automatisch ausgestoßen und kann nicht in den Ein-Ausatemstutzen, ein Rohr, das sich in den Tubusadapter fortsetzt, eindringen und hier bei dem dort angeordneten Meßdiaphragma zu Störungen des Atemgasflows führen, die sich dann wiederum in Verfälschungen des Differenzdruckes äußern, der an den Meßstutzen 1 und 2 abgenommen und über Schläuche einem elektronischen Differenzdruckwandler zugeführt wird. Weiter kann man erkennen, daß das Lumen des Spezial-Tubusadapters durch den Anschlußkonus des Beatmungskopfes ausgefüllt und dessen Totraum damit bis auf einen minimalen Rest beseitigt wird. Zusätzlich dient dieser Anschlußkonus der Klemmbefestigung des Adapters. Wichtigste technische Daten des Spirometrie-Beatmungskopfes: Er arbeitet nach dem modifizierten Fleisch-Prinzip. Der Meßbereich für das AZV ist 5 - 100 ml, der Meßfehler hierbei $\pm$ 2,5 %, das **Totraumvolumen nur 0,3 ml** und der **Strömungswiderstand** bei 50 $\overline{ml}$/sec **nur 0,4 cm H_2O** oder weniger. Die Ansprechzeit beträgt unter 5 msec.. Gegen Kondenswasser ist - wie schon gezeigt - der Meßkopf weitgehend unempfindlich. Es besteht eine gute Langzeitstabilität. Die Sterilisation mit Dampf oder Gas ist möglich und die praktische Handhabung und Säuberung sehr einfach vorzu-

SPIROMETRIE – BEATMUNGSKOPF

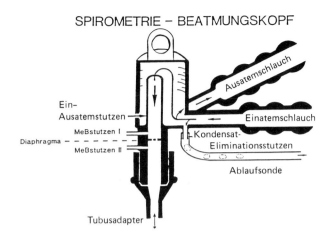

Abb. 1

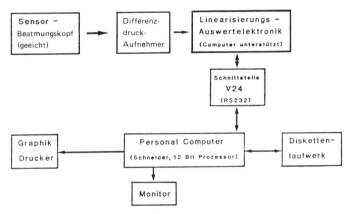

Abb. 2

nehmen, da der Meßkopf keine mechanisch besonders empfindlichen Teile enthält.

In **Abb. 2** ist nun das Blockschema unseres computerisierten Lungenfunk-
tions-Meßplatzes dargestellt. Das vom Spirometrie-Beatmungskopf aufge-
nommene Signal gelangt zum Differenzdruckwandler und von dort nach Digi-
talisierung zu einer Linearisierungs- und Auswert-Elektronik, die und
das ist ausschlaggebend computerunterstützt arbeitet. Unser Personal-
Computer mit Diskettenlaufwerk, Grafikdrucker und Monitor ist mit dieser
Auswertelektronik über eine V 24-Schnittstelle zur Kommunikation verbunden. Als Software stehen uns bis jetzt zur Verfügung ein Programm für die
Nacheichung der Spirometrieköpfe, die aber nur bei extrem hohen Genauig-
keitsansprüchen erforderlich werden kann, da die Sensor-Beatmungsköpfe
schon vom Hersteller geeicht, fertig zum Gebrauch geliefert werden.
Weitere Programme sind ein Meßprogramm mit AZV, AMV, Atemfrequenz, I:E-
Verhältnis, Leckage, Kurzzeit-, Langzeit-Trenddarstellungen sowie ein
Flowkurvenprogramm. Alle Daten können selbstverständlich ausgedruckt
werden.

Meßbeispiele: **Abb. 3** (Test 3) zeigt die ausgedruckte, linearisierte,
errechnete Flow-Kurve, wie sie sich auf dem Bildschirm unseres Lungen-

146

TEST 3

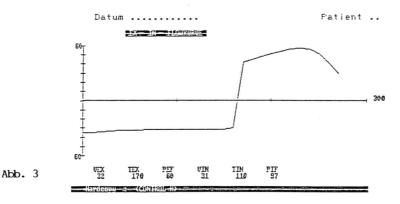

Abb. 3

Auswirkungen der Bronchialtoilette

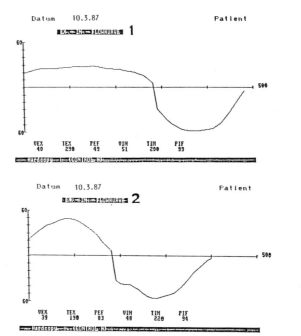

Abb. 4

Flowkurve 1 vor, und 2 nach dem Absaugen

funktions-Monitors darstellt bei Beatmung eines Lungenmodells, ähnlich
dem von LEMBURG beschriebenen, mit dem Babylog HF bei einer Frequenz von
214/min, extremer Stenose und einem Beatmungsdruck von 45/+3 mbar.
Auf der y-Achse ist der Flow in ml/sec, auf der x-Achse die Zeit in Milli-
sekunden aufgetragen. Rechts im Bild ist die Inspirationskurve, links im
Bild die Exspirationskurve dargestellt. Wie man sieht, verläuft die Exspirationskurve extrem flach und führt am Ende der Exspiration nicht zur
vollständigen Entlüftung. Trotz dieser extremen Beatmungsart sind die In-
und Exspirations-Volumina VIN und VEX fast übereinstimmend mit 31 bzw.

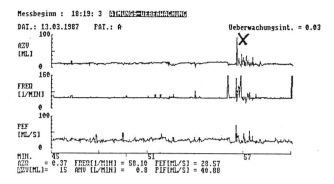

Abb. 5

32 ml bestimmt, wie man am unteren Bildrand digital angezeigt sieht.

Abb. 4 zeigt nun ein klinisches Beispiel: Die Auswirkungen der Bronchialtoilette beim verschleimten Patienten auf die Flow-Kurve.
Oben, die Kurve 1, zeigt bei der links hier mit Ausschlägen nach oben
dargestellten Exspiration einen sehr flachen Verlauf. Er weist auf eine
Stenose bzw. erheblichen Strömungswiderstand hin, ebenso wie der digital
angezeigte Peakflow (PEF) von 49 ml/sec.. Im Gegensatz dazu sieht man bei
der Flow-Kurve 2 unten, die nach dem Absaugen des Bronchialschleims dargestellt wurde, jetzt einen hohen Peakflow (PEF) von 83 ml/sec und einen
sinusförmigen Verlauf der Kurve mit rascherer Entlüftung der Lunge. Dazu
paßt auch, daß jetzt die Leckage zwischen Tubus und Trachea, die sich aus
VIN minus VEX = 11 ml ergibt, nach Beseitigung der "Schleimstenose" auf
9 ml - siehe Digitalanzeige am unteren Bildrand, Kurve 2 - abgefallen ist.

Abb. 5 demonstriert noch ausgedruckte Trendkurven, oben für das Atemzug-
volumen, darunter für die Atemfrequenz und den exspiratorischen Peakflow,
wie wir sie bei unserer Atmungsüberwachung auf dem Monitorbildschirm bei
ruhig beatmeten, nicht relaxierten Neugeborenen erhalten. Am unteren Bildrand sieht man die Zeitachse in Minuten und digital angezeigte Werte für
AZQ = I:E, AMV, PEF und evtl. auch Leckage, die sich im 2-sec-Takt jeweils
aktualisieren. An der mit X gekennzeichneten Stelle der Trendkurven sieht
man eine deutliche Zunahme des Atemzugvolumina, ein Ansteigen der Atemfrequenz und des Peakflows bei sonst ruhigem Kurvenverlauf. Diese Veränderungen sind Ausdruck eines kräftigen Mitatmens des Neugeborenen bei der
Blutentnahme aus der Ferse.

In **Abb. 6** ist unser computerisierter Meßplatz im Einsatz auf Station
festgehalten. Deutlich erkennt man die fortlaufend aufgezeichneten Trendkurven auf dem Bildschirm des Monitors.

Zusammenfassung: Mit der HF-Beatmungsspirometrie können wir heute eine
raschere Optimierung der Respiratoreinstellung erhalten, frühzeitiger Änderungen der Lungenventilation erkennen, die Bronchialtoilette bedarfs-
orientierter einsetzen und Trenddarstellungen mit Dokumentation der erwähnten spirometrischen Parameter erhalten. In naher Zukunft sehen wir
noch die Möglichkeit mit Hilfe der Beatmungsspirometrie ein zuverlässige-
res Atemmonitoring und die assistierende Beatmung bei Früh- und Neugeborenen zu realisieren, exaktere Untersuchungen über moderne Beatmungs-
techniken, z.B. HFV und HFO durchführen zu können und vorhandene Beat-
mungssysteme und Respiratoren zu optimieren oder neue, noch bessere zu
entwickeln.

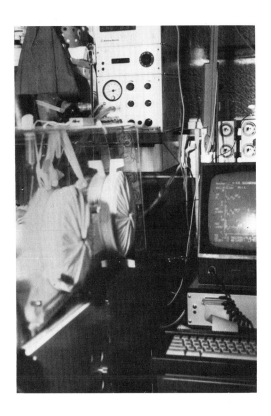

Abb. 6

Literaturverzeichnis

1 Brady, J.P., Deming, D.D., E.M. McCann: Neonatal endotracheal flowmeter for tidal volume, airway pressure, and end-tidal gas. J. Appl. Physiol. 58, 1023-1025 (1985)

2 K. Heller: Zur Optimierung der Beatmungsbehandlung bei Früh- und Neugeborenen. Springer, Berlin (1986)

3 Leidig, E., H. Mentzel: Frühzeitige Erkennung einer beginnenden Lungeninsuffizienz bei Neugeborenen mit künstlicher Beatmung durch nichtinvasive kontinuierliche Überwachung des exspiratorischen Atemminutenvolumens. In: J.W. Dudenhausen u. E. Saling (Hrsg) Perinatale Medizin, Band X, 334-335, Thieme, Stuttgart (1984)

4 Leidig, E., Noller, F., H. Mentzel: Nichtinvasive kontinuierliche Überwachung der künstlichen Beatmung Früh- und Neugeborener durch fortlaufende Messung von Atemminutenvolumen, Sauerstoffaufnahme und Kohlendioxidabgabe. Klin. Pädiat.198, 321-325 (1986)

5 LeSouef, N.P., England, S.J., A.Ch. Bryan: Total resistance of the respiratory system in preterm infants with and without an endotracheal tube. J. Pediatr. 104, 108-111 (1984)

6 Stübing, K., J.G. Schöber: Kontinuierliche Messung von AZV und AMV bei beatmeten Säuglingen. Vortrag Dtsch. Ges. f. Kinderh. München (1983)

Kann die Pulsoximetrie (Ohmeda Biox 3700) die transcutane PO_2-Messung zur Erfassung von Hyperoxämien bei Neugeborenen ersetzen?

H.U. Bucher, S. Fanconi, G. Duc, Universitäts-Kinderklinik und Frauenklinik des Universitätsspitals, Zürich, Schweiz

Einleitung

Die transcutane Messung der arteriellen Sauerstoffsättigung des Hämoglobins ($tcSo_2$) mit der Pulsoximetrie weist gegenüber der Messung des transcutanen Sauerstoffpartialdruckes ($tcPo_2$) mehrere Vorteile auf: 1. Die Pulsoximetrie muss nicht mit Gasen geeicht werden und ist innert weniger Sekunden einsatzbereit. 2. Sie hat eine kürzere Ansprechzeit als der $tcPo_2$. 3. Sie kommt ohne lokale Erwärmung aus und ist deshalb beliebig lange anwendbar. 4. Neben der $tcSo_2$ gibt sie gleichzeitig die Pulsfrequenz an. In mehreren Untersuchungen wurde gezeigt, dass bei intensiv behandelten Neugeborenen und Kindern die Werte der Pulsoximetrie gut mit arteriellen Sättigungswerten korrelieren (Deckart et al, Fanconi et al.).

Wegen des S-förmigen Verlaufs der Sauerstoff-Hämoglobin-Bindungskurve ändert sich im Hyperoxämiebereich die Sättigung mit zunehmendem Po_2 nur wenig. Für die Ueberwachung der Sauerstofftherapie bei Neugeborenen ist jedoch gerade die zuverlässige Erkennung einer Hyperoxämie besonders wichtig, da diese unter anderem ein erhöhtes Risiko für eine Retinopathie darstellt.

Aus diesem Grunde haben wir mit einer vergleichenden Untersuchung an Neugeborenen folgende Frage untersucht: Wie zuverlässig kann mit der Pulsoximetrie eine arterielle Hyperoxämie (arterieller Po_2 über 12 kPa) erfasst werden? Gleichzeitig haben wir uns gefragt, ob eine Alarmgrenze von 95% Sättigung, wie sie aufgrund von Studien mit Katheter-Oximetern vorgeschlagen worden ist (Wilkinson et al, Krouskop et al), optimal ist?

Patienten

Wir haben für die Untersuchung 30 tracheal intubierte Neugeborene mit einem liegenden Arterienkatheter ausgewählt. Das Geburtsgewicht schwankte zwischen 890 und 3280 g (Median 1560 g), das Gestationsalter zwischen 26 und 41 Schwangerschaftswochen (Median 30 4/7) und das postnatale Alter zwischen 1 und 13 Tagen (Median 3). Alle Kinder hatten einen normalen Blutdruck, eine periphere Hauttemperatur zwischen 31.9 und 37.2°C, einen Hämatokrit zwischen 38 und 70%, einen Anteil an fetalem Hämoglobin zwischen 8 und 95% und brauchten zwischen 21 und 70% Sauerstoff, um den arteriellen Po_2 über 6 kPa zu halten.

Methode

Die Pulsoximetrie ist im Prinzip eine Photometrie am pulsierenden Blut (Neuman). Aus der unterschiedlichen Absorption bei Rot- und Infrarotlicht wird während jeder Pulswelle der funktionelle Anteil des oxygenierten Hämoglobins berechnet.

Als Messwertaufnehmer haben wir eine Klemme oder ein Klebeband verwendet (Biox Ohmeda 3700), in die zwei Leuchtdioden und zwei Photosensoren eingebaut sind. Diese wurden an der rechten Hand oder an einem Fuss befestigt, je nachdem ob der Katheter für die blutigen Vergleichsmessungen in der Arteria radialis oder umbilicalis lag. Gleichzeitig wurde mit einem auf 44° C geheizten Sensor am rechten oberen Thorax, bzw. unterhalb des Nabels der $tcPo_2$ (Transoxode Hellige) gemessen. $TcSo_2$, $tcPo_2$ und Herzfrequenz wurden während 4 Stunden kontinuierlich aufgezeichnet.

Bei jedem Absaugen, vor dem die Sauerstoffkonzentration routinemässig um 10% erhöht wurde, wurden aus dem Arterienkatheter Blutproben entnommen. Eine Blutprobe wurde ebenfalls entnommen, wenn die Sättigung längere Zeit über 95% oder der $tcPo_2$ über 12 kPa angezeigt wurden. In diesen Blutproben wurden mit einem Corning 2500 CO-Oximeter der Anteil des oxygenierten, reduzierten, Carboxi- und Methämoglobins und mit einem Blutgasmessgerät (IL 613 oder AVL 945) Po_2, Pco_2 und pH bestimmt. Es wurde darauf geachtet, dass vor einer Blutentnahme der $tcPo_2$ und die Anzeige der Pulsoximetrie während mindestens 30 Sekunden stabil waren, und dass die Herzfrequenz des Pulsoximeters mit der aus dem Elektrokardiogramm abgeleiteten übereinstimmte.

Die Korrelation zwischen der pulsoximetrisch bestimmten Sättigung und der arteriellen Sättigung und deren Streuung wurden berechnet. Zur Beantwortung unserer Fragen wurden alle Werte für jede Methode und für bestimmte Grenzen als normal oder pathologisch klassiert. Daraus wurden Sensibilität, Spezifität und Fehlalarmrate der Pulsoximetrie für mehrere Alarmgrenzen in der Erfassung einer Hyperoxämie (arterieller Po_2 über 12 kPa) berechnet. Eine solche Entweder-Oder-Analyse entspricht der Praxis am ehesten, in der Alarmgrenzen festgelegt werden und beim Ueberschreiten derselben interveniert wird.

Die Sensibilität einer Methode ist ein Mass dafür, wie gut sie pathologische Werte zu erfassen vermag (Tab. 1). Die Spezifität einer Methode gibt an, wie gut sie Werte im Normalbereich richtig einordnet. Die Fehlalarmrate drückt aus, wieviele von den Alarmen Fehlalarme sind.

Die optimale Alarmgrenze für die Pulsoximetrie wurde durch eine graphische Darstellung der Beziehung zwischen Sensibilität und Spezifität bei schrittweiser Veränderung der Alarmgrenze ermittelt.

Ergebnisse

Wir haben total 119 Blutproben - 2 bis 6 pro Kind - analy-
siert und mit den unblutigen Werten verglichen. Die Bezie-

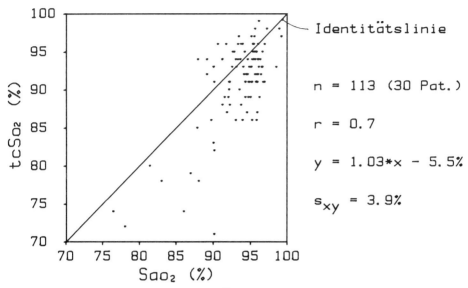

Abb. 1: Vergleich zwischen Sättigung der Pulsoximetrie
(tcSo2) und arterieller Sättigung (Sao2).

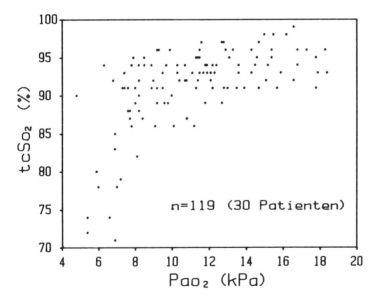

Abb. 2: Vergleich zwischen Sättigung der Pulsoximetrie
(tcSo2) und arteriellem Sauerstoff-Partialdruck (Pao2).

hung zwischen transcutaner (Pulsoximetrie) und arterieller
Sättigung ist in Abb. 1 dargestellt. Es besteht eine lineare
Korrelation (r=0.7) im Bereich zwischen 70 und 100% Sättigung
mit einer Streuung von rund 4%. Die Punkte liegen vor allem
im unteren Bereich mehrheitlich unter der Identitätslinie,
d.h. die Pulsoximetrie gibt im Vergleich zu der arteriellen
Sättigung zu tiefe Werte an.

Tab. 1: Vergleich einer neuen Methode mit einer
Standardmethode (Definitionen)

Standardmethode	normal	pathologisch		
Testmethode			Sensibilität	d/b+d
normal	a	b	Spezifität	a/a+c
pathologisch	c	d	Fehlalarmrate	c/c+d

Tab. 2: Vergleich der Pulsoximetrie (tcSo$_2$) [Grenze 95%] mit
dem arteriellen Po$_2$ (Pao$_2$) [Grenze 12 kPa]

Pao$_2$	<12 kPa	≥12 kPa			
tcSo$_2$ <95%	68	32	Sensibilität	30%	(14/46)
≥95%	5	14	Spezifität	93%	(68/73)
			Fehlalarmrate	26%	(5/19)

Tab. 3: Vergleich der Pulsoximetrie (tcSo$_2$) [Grenze 92%] mit
dem arteriellen Po$_2$ (Pao$_2$) [Grenze 12 kPa]

Pao$_2$	<12 kPa	≥12 kPa			
tcSo$_2$ <92%	45	14	Sensibilität	70%	(32/46)
≥92%	28	32	Spezifität	62%	(45/73)
			Fehlalarmrate	53%	(28/60)

Tab. 4: Vergleich der Pulsoximetrie (tcSo$_2$) [Grenze 90%] mit
dem arteriellen Po$_2$ (Pao$_2$) [Grenze 12 kPa]

Pao$_2$	<12 kPa	≥12 kPa			
tcSo$_2$ <90%	27	2	Sensibilität	96%	(44/46)
≥90%	46	44	Spezifität	37%	(27/73)
			Fehlalarmrate	51%	(46/90)

Tab. 5: Vergleich des transcutanen Po$_2$ (tcPo$_2$) [Grenze 12 kPa]
mit dem arteriellen Po$_2$ (Pao$_2$) [Grenze 12 kPa]

Pao$_2$	<12 kPa	≥12 kPa			
tcPo$_2$ <12 kPa	63	10	Sensibilität	78%	(36/46)
≥12 kPa	10	36	Spezifität	86%	(63/73)
			Fehlalarmrate	22%	(10/46)

In Abb. 2 werden die Sättigungswerte der Pulsoximetrie mit
den entsprechenden arteriellen Po_2-Werten verglichen. Man
kann den oberen Teil der Sauerstoff-Hämoglobin-Bindungskurve
erkennen. Das Kurvenband ist im rechten Teil etwa 10 Sätti-
gunsprozent breit.

In Tab. 2 bis 5 sind die 119 Vergleichsmessungen in 4
Felder eingeteilt, die durch Alarmgrenzen bei 12 kPa Po_2 und
95%, 92% oder 90% Sättigung abgegrenzt werden. Daraus sind
Sensibilität, Spezifität und Fehlalarmrate berechnet.

Die Veränderungen von Sensibilität und Spezifität bei
schrittweiser Verschiebung der Alarmgrenze für die Pulsoximetrie, die arterielle Sättigung und den transcutanen Po_2
sind in Abb. 3 dargestellt. Daraus lässt sich ablesen, dass
die Kurven für den transcutanen Po_2 und die arterielle Sättigung näher beim idealen Punkt links oben vorbeiziehen, wo
Sensibilität und Spezifität 100% sind, als die für die Pulsoximetrie . Die optimalen Alarmgrenzen für die zuverlässige
Entdeckung einer arteriellen Hyperoxämie (arterieller Po_2
über 12 kPa) liegen für den $tcPo_2$ bei 12 kPa, für die Sao_2
bei 95% und für die $tcSo_2$ bei 92%.

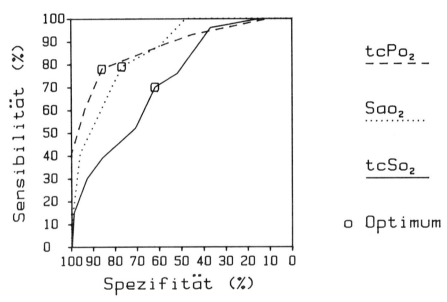

Abb. 3: Beziehung zwischen Sensibilität und Spezifität für
den transcutanen Po_2 ($tcPo_2$), die arterielle Sättigung (Sao_2)
und die Sättigung der Pulsoximetrie ($tcSo_2$) bei schrittweiser
Veränderung der Alarmgrenzen.

Diskussion

Unsere Ergebnisse zeigen, dass die Pulsoximetrie eine
Hyperoxämie weniger zuverlässig anzeigt als der $tcPo_2$. Dafür
gibt es mehrere Gründe: 1. Wegen des S-förmigen Verlaufs der

Hämoglobin-Sauerstoff-Bindungskurve gehen im Hyperoxämiebereich grosse Po_2-Veränderungen mit kleinen Sättigungsver-
änderungen einher. Die Sättigungsmessung sollte also gerade
in diesem Bereich besonders genau sein. Verglichen mit der
arteriellen Sättigung streut die pulsoximetrisch gemessene
Sättigung relativ weit (Abb. 1). Würde es gelingen, diese
Streuung durch Verbesserung der Methodik zu verkleinern,
könnte die Zuverlässigkeit erhöht werden.

2. Wie aus Abb. 1 zu entnehmen ist, liegen die transcutanen
Werte durchschnittlich um 5.5 Sättigungsprozent tiefer als
die arteriellen. Diese Abweichung könnte durch eine Aenderung
des Programms des Pulsoximeters behoben werden. Leider ist
dies für den Anwender nicht möglich.

3. Die Beziehung zwischen Po_2 und Sättigung ist bei adultem
und fetalem Hämoglobin unterschiedlich. Je höher der Anteil
an fetalem Hämoglobin, desto weiter ist die Hämoglobin-Sauerstoff-Bindungskurve nach links verschoben. Dieser Umstand
muss bei einem Verleich zwischen Po_2 und Sättigung berücksichtigt werden und die Alarmgrenzen entsprechend angepasst
werden.

Für den Kliniker, der eine Hyperoxämie möglichst nicht ver-
passen will, besteht die Möglichkeit, die Alarmgrenze für die
Pulsoximetrie tief zu setzen, wodurch die Sensibilität erhöht
wird. Dadurch handelt er sich jedoch eine Abnahme der Spezifität und eine Zunahme der Fehlalarme ein. Er wird also einen
Kompromiss eingehen müssen. Die optimale Alarmgrenze kann
graphisch bestimmt werden (Abb. 3). Wenn man als Referenz-
methode den arteriellen Po_2 nimmt und die Hyperoxämiegrenze
bei 12 kPa definiert, so liegt die optimale Alarmgrenze für
die Pulsoximetrie bei 92% Sättigung, für die arterielle
Sättigung bei 95% und für den $tcPo_2$ bei 12 kPa.

Schlussfolgerung

Unsere Ergebnisse mit dem Pulsoximeter Ohmeda Biox 3700
zeigen, dass damit Hyperoxämien bei Neugeborenen weniger
zuverlässig als mit der trancutanen Po_2-Messung erfasst
werden und deshalb diese dadurch nicht ersetzt werden kann.

Referenzen

Deckardt R, Steward DJ: Noninvasive arterial hemoglobin oxygen saturation versus transcutaneous oxygen tension monitoring
in the preterm infant. Crit Care Med 1984;12:935-939
Fanconi S, Doherty P, Edmonds JF, Barker GA, Bohn DJ: Pulse
oximetry in pediatric intensive care: Comparison with
measured saturations and transcutaneous oxygen tension. J
Pediatr 1985;107:362-366
Krouskop RW, Cabatu EE, Chelliah BP, et al: Accuracy and
clinical utility of an oxygen saturation catheter. Crit Care
Med 1983;11:744-749
Neumann MR: Pulse oximetry: physical principles, technical
realization and present limitations. in: Continuous transcu-
taneous monitoring, hsg v. Root G, Huch R, Huch A: Plenum,
New York 1987

Regulation des atrialen natriuretischen Peptides bei Frühgeborenen

W. Rascher, T. Tulassay, E. Sulyok, H.W. Seyberth

Universitäts-Kinderklinik, Heidelberg, F.R.G.

Einleitung
Das atriale natriuretische Hormon (ANP) ist ein neu entdecktes Hormon, das in den Herzvorhöfen gebildet wird und natriuretische, diuretische und vasorelaxierende Eigenschaften entwickelt (Tulassay und Rascher, 1986). Der physiologische Stimulus der ANP-Freisetzung ist eine Dehnung bzw. Druckerhöhung im Vorhof (Lang et al., 1985). Volumenbelastung, z.B. durch Infusion von Humanalbuminlösung bei Kindern mit nephrotischem Syndrom (Tulassay et al., in press), durch Salz- und Wasserretention bei niereninsuffizienten Kindern (Rascher et al., 1985) und durch Druckerhöhung im rechten und linken Vorhof bei herzkranken Patienten (Lang et al., 1986, Raine et al., 1986) führt zur ANP-Erhöhung im Plasma. ANP ist bei Kindern und Erwachsenen ein bedeutsames Hormon für die Regulation des extrazellulären und intravaskulären Flüssigkeitsraumes und der Kreislaufregulation. Seine Hauptaufgabe ist es, eine akute Volumenbelastung durch erhöhte Diurese und Natriurese und durch Senkung der Vorlast und Nachlast des Herzens entgegenzuwirken (Tulassay und Rascher, 1986).
Der Extrazellulärraum vermindert sich kontinuierlich während des Lebens. Die rascheste Veränderung jedoch geschieht kurz nach der Geburt während der postnatalen Adaptation. So ist die physiologische Gewichtsabnahme während der ersten Lebenswoche durch eine Kontraktion des Extrazellulärraumes bedingt (Friis-Hansen, 1957, Bell und Oh, 1971).
Ziel der vorliegenden Untersuchung war es, die Bedeutung von ANP während der postnatalen Adaptation zu untersuchen. Insbesondere interessierte die Regulation von ANP bei Frühgeborenen, die gegenüber Termingeborenen ein höheres extrazelluläres Flüssigkeitsvolumen aufweisen.

Methodik
Gruppe 1: 20 termingeborene Neugeborene nach unkomplizierter Schwangerschaft (Geburtsgewicht 3124 + 75 g, $\bar{x}$ + SEM, Gestationsalter 39,3 + 0,7 Wochen, Apgar nach 1 Minute > 8). Weder klinisch noch labormäßig gab es einen Hinweis für kardiopulmonale Störungen. Die Blutproben für die ANP-Messungen wurden sofort nach der Geburt aus einer Nabelvene bzw. 1 Stunde nach Geburt aus einer peripheren Vene entnommen. Weitere Blutproben wurden am 3., 5., 7., und 10 Lebenstag gewonnen.
Gruppe 2: Sechs beatmete Frühgeborene mit offenem Ductus arteriosus, wurden vor und nach chirurgischer Ligatur des Ductus untersucht. Das Gestationsalter betrug 29,8 + 1,0 Wochen, das Geburtsgewicht 1204 + 89 g; die Operation erfolgte am 10. + 0.9 Lebenstag. Blut zur Bestimmung von ANP wurde 6 Stunden vor und zwischen 16 und 24 Stunden nach chirurgischer Ligatur des Ductus entnommen.
Gruppe 3: 16 Frühgeborene wurden im Alter von 1 Woche in zwei Gruppen aufgeteilt. Gruppe 3 a (n:9, Geburtsgewicht 1574 + 121 g, Gestationsalter 31,1 + 0,8 Wochen) erhielt die niedrig normale Natriumzufuhr von 1,5 mmol/kg/Tag und Gruppe 3 b (n:7, Geburtsgewicht 1509 + 157 g), Gestationsalter 31,1 + 0,9 Wochen) erhielt erhöhte Natriumzufuhr von 4,6 mmol/kg/Tag. Natriumbilanz und Plasma-ANP wurden in wöchentlichen Abständen für 5 Wochen gemessen (Tulassay et al., 1986).
Plasma-ANP wurde nach Extraktion radioimmunologisch bestimmt (Rascher et al., 1985). Die Meßwerte werden als Mittelwert und Standardfehler des Mittelwertes (SEM) angegeben. Die statistische Auswertung erfolgte mit Hilfe des Student-t-Testes.

Ergebnisse

Die Plasma-Konzentration von ANP im Nabelvenenblut lag mit 22,5 + 2,5 fmol/ml im Bereich von normalen Referenzwerten von 91 Kindern jenseits der Neugeborenenperiode (ANP 23,9 + 1,2 fmol/ml, Alter 4 Wochen bis 18 Jahre). 1 Stunde nach Geburt lag die Plasma-Konzentration von ANP mit 22,1 + 3,5 fmol/ml im selben Bereich. Am 3. und 5. Lebenstag stieg die Plasma-Konzentration von ANP auf 45,2 + 5,4 bzw. 31,4 + 3,6 fmol/ml, p < 0,025). Dies geschah trotz einer kontinuierlichen Abnahme des Körpergewichtes.

Gruppe 2: Plasma-ANP war bei Frühgeborenen mit symptomatischem offenen Ductus arteriosus stark erhöht (380 + 31 fmol/ml) und fiel nach der Ligatur auf 108 + 17 fmol/ml. Einzelheiten dieser Studie sind in Tabelle 1 angegeben.

Tabelle 1: Körpergewicht, Blutdruck und Laborparameter vor und nach Ductusligatur bei Frühgeborenen

	vor	nach
	Ductusligatur	
Körpergewicht	1204 + 91	1193 ⊦ 98
Systolischer Blutdruck (mmHg)	51,0 + 4,6	60,6 + 4,4
Diastolischer Blutdruck (mmHg)	27,7 + 3,3	39,2 + 5,0 *
Hämoglobin (g/dl)	13,4 + 1,1	14,8 + 0,8
Hämatokrit (%)	40,1 + 4,0	43,1 + 3,6
Gesamteiweiß (g/dl)	47,7 + 3,7	47,0 + 1,9
Serumkreatinin (mg/dl)	1,5 + 0,2	1,4 + 0,2
Plasma ANP (fmol/ml)	380 + 31	108 + 17 *

x̄ + SEM, n:6, * p < 0,05

In Gruppe 3: Die niedrig normale Natriumaufnahme führte zu einer negativen Natriumbilanz in den ersten zwei Wochen (Abb. 1). Die Serumnatriumkonzentration fiel. In Gruppe 3 a mit zusätzlicher Natriumzufuhr von 4,6 + 1,0 mmol/kg/Tag kam es zu einer signifikanten Zunahme der Urinnatriumausscheidung und die Natriumbilanz wurde während der 2. Woche schon positiv (Abb. 1). Dabei blieb die Serumnatriumkonzentration konstant. Die Plasma-Konzentration von ANP unterschied sich zwischen der Gruppe 3 a und 3 b zu Beginn der Studie nicht. In Gruppe 3 a mit niedriger Natriumzufuhr fiel die Plasmakonzentration von ANP kontinuierlich bis zur 3. Lebenswoche ab, während dieser Abfall bei der Gruppe 3 b mit erhöhter Salzzufuhr nicht auftrat (Abb. 1).

Diskussion

ANP ist im Tierexperiment und bei pathophysiologischen Situationen des Menschen ein bedeutsames Hormon zur Regulation des Volumen und Natriumhaushaltes (Needleman und Greenwald, 1986; Tulassay und Rascher, 1986). Unsere Untersuchung an Früh- und Termingeborenen während der postnatalen Adaptation zeigt, daß ANP auch in die Veränderung des Flüssigkeitshaushaltes nach der Geburt involviert ist. ANP ist im Nabelschnurvenenblut normal. Dieses Hormon steigt in den ersten Lebenstagen trotz Gewichtsabnahme an. Dies läßt vermuten, daß ANP direkt in diesen Prozeß der extrazellulären Volumenkontraktion involviert ist. Der exakte Mechanismus der ANP-Freisetzung in dieser Situation ist noch nicht klar, aber wahrscheinlich besteht eine enge Beziehung zu den kardiovaskulären Veränderungen, die nach der Geburt auftreten. Postpartal kommt es zu einem Abfall des pulmonalen Gefäßwiderstandes mit erhöhtem pulmonalem Blutfluß, erhöhtem pulmonalem Rückfluß in das linke Herz mit einem Anstieg des linksatrialen Druckes (Rudolph, 1975). Ein Anstieg des linksatrialen

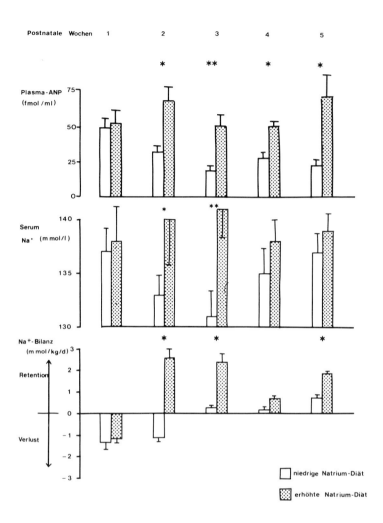

Legende:
Atriales natriuretisches Peptid (ANP), Serumnatriumkonzentration und
Natriumbilanz bei Frühgeborenen, die mit niedriger Natriumzufuhr (1,5
mmol/kg/Tag) □ oder mit gesteigerter Natriumzufuhr (4,6 mmol/kg/Tag)
▦ ernährt wurden. $\bar{x} \pm$ SEM. * p < 0,05, ** p < 0,01

Druckes führt bei Erwachsenen zur Freisetzung von ANP (Lang et al., 1986).
Somit könnte hohes ANP am postnatalen Salz- und Wasserverlust, der mit
der physiologischen Gewichtsabnahme einhergeht, beteiligt sein.
Dies wird bestätigt durch die Tatsache, daß Frühgeborene mit symptomatischem offenen Ductus arteriosus einen erhöhten linksatrialen Druck
und sehr hohe Plasma-ANP-Werte aufweisen. Nach chirurgischer Ligatur
des Ductus kommt es zu einem bemerkenswerten Abfall der Plasma-Konzentration von ANP um 72% innerhalb von 24 Stunden. Atriale Dehnung infolge
Links-Rechts-Shunt ist wahrscheinlich für die erhöhten ANP-Werte bei den
Frühgeborenen mit offenem Ductus arteriosus verantwortlich. Erhöhte Plasma-

ANP Werte bei Frühgeborenen mit offenem Ductus halten möglicherweise
die Nierenfunktion aufrecht und antagonisieren die Wirkung der erhöhten vasokonstriktorischen Hormone (Seyberth et al., 1983). Obwohl wir
die Nierenfunktion nicht direkt untersucht haben, gibt es durch das konstante Körpergewicht und die konstanten Plasmakonzentrationen von Natrium, Eiweiß und Kreatinin einen indirekten Hinweis darauf, daß eine
Verminderung des Urinflusses bei unseren Kindern nach Ductusverschluß
nicht auftrat. Dies ist durch die bessere renale Durchblutung und den
Abfall der vasokonstriktorischen Hormone bedingt.
Plasma-ANP fällt bei Frühgeborenen innerhalb von 3 Lebenswochen auf Normalwerte ab, wenn die Natriumzufuhr niedrig ist. Jedoch verhindert eine
erhöhte Natriumzufuhr den Abfall von Plasma-ANP und ist wahrscheinlich
bedeutsam, um die Natriumbelastung wieder auszuscheiden und die Natriumbilanz konstant zu halten. Verglichen mit den Befunden von Sagnella und
Mitarbeiter (1985) an Erwachsenen mit erhöhter Natriumzufuhr reagieren
die Nieren von Frühgeborenen weniger empfindlich auf ANP. Verdoppelung
der Plasma-Konzentration von ANP bei Erwachsenen mit hoher Natriumzufuhr führt zu einer ausgeglichenen Natriumbilanz, während bei Frühgeborenen die Natriumbilanz noch positiv war, obwohl die Plasma-Konzentration auf mehr als das dreifache anstieg. Die von uns beschriebenen Veränderungen von Plasma-ANP während der postnatalen Adaptation lassen vermuten, daß Plasma-ANP auch in dieser Lebensphase eine physiologische
Bedeutung besitzt.

Danksagung: Die Untersuchungen erfolgten mit Unterstützung der Deutschen
        Forschungsgemeinschaft (Ra 326/1-2).

Literatur:

1. Bell EF, Oh W (1979):
   Fluid and electrolyte balance in very low birth weight infants.
   Clin. Perinatol. 6: 139-150.
2. Friis-Hansen B (1957):
   Changes in body water compartments during growth.
   Acta Paediatr. Scand. 46, Suppl. 110: 1-67.
3. Lang RE, Dietz R, Merkel A, Unger T, Ruskoaho H, Ganten D (1986).
   Plasma atrial natriuretic peptide values in cardiac disease.
   J. Hypertens. 4 (Suppl. 2): S119-S123.
4. Lang RE, Thölken H, Ganten D, Luft FC, Ruskoaho H, Unger T (1985):
   Atrial natriuretic factor - a circulating hormone stimulated by
   volume loading.
   Nature 314: 264-266.
5. Needleman P, Greenwald JE (1986):
   Atriopeptin: a cardiac hormone intimately involved in fluid electrolyte, and blood pressure homeostasis.
   N. Engl. J. Med. 314: 828-834.
6. Raine AEG, Erne P, Bürgisser E, Müller FB, Bolli P, Burkart F, Büh-
   ler FR (1986):
   Atrial natriuretic peptide and atrial pressure in patients with con-
   gestive heart failure.
   N. Engl. J. Med. 315: 533-537.
7. Rascher W, Tulassay T, Lang RE (1985):
   Atrial natriuretic peptide in plasma of volume overloaded children
   with chronic renal failure.
   Lancet II: 303-305.
8. Rudolph AM (1975):
   Changes in the circulation after birth. In: Rudolph AM: Congenital

diseases of the heart, Year Book.
Med. Publ., Chicago, pp. 17-28.
9. Sagnella GA, Markandu ND, Shore AC, MacGregor GA (1985):
Effects of changes in dietary sodium intake and saline infusion on
immunoreactive atrial natriuretic peptide in human plasma.
Lancet II: 1208-1214.
10.Seyberth HW, Rascher W, Hackenthal R, Wille L (1983):
Effect of prolonged indomethacin therapy on renal function and se-
lected vasoactive hormones in very-low-birth-weight infants with symp-
tomatic patent ductus arteriosus.
J. Pediatr. 103: 979-984.
11.Tulassay T, Rascher W (1986):
Atriales natriuretisches Peptid.
Monatsschr. Kinderheilk. 134: 710-715.
12.Tulassay T, Rascher W, Lang RE, Seyberth HW, Schärer (in press):
Atrial natriuretic peptide and other vasoactive hormones in nephro-
tic syndrome.
Kidney Internat.
13.Tulassay T, Rascher W, Seyberth HW, Lang RE, Tóth M, Sulyok E (1986):
Role of atrial natriuretic peptide in sodium homeostasis of premature
infants.
J. Pediatr. 109: 1023-1027.

Priv.-Doz. Dr. W. Rascher
Universitäts-Kinderklinik
Im Neuenheimer Feld 150
D-6900 Heidelberg

Differenzierung Neuraminidase induzierter infektiös-toxischer Hämolysen durch
monoklonale Antikörper

R.-Christiane Seitz, K. Fischer, A. Poschmann, H.H. Hellwege

Abteilung für Klinische Immunpathologie und Perinatale Immunologie,
Bereich Neonatologie und Pädiatrische Intensivmedizin, Universitäts-
Kinderklinik, Hamburg

Einleitung und Problemstellung :

Systemische Infektionen durch neuraminidasebildende Mikroorganismen
werden besonders im Kindesalter häufig kompliziert durch enzymatische
Schädigung der Membranen zahlreicher Körperzellen. Als Frühsymptom
einer parainfektiösen Neuraminidase-Wirkung in vivo wurde die Neuraminsäure-Abspaltung vom Glycophorin A der Erythrozytenmembran
beschrieben. Die aus dieser enzymatischen Membranveränderung resultierende Demaskierung der Kryptantigene des MN-Blutgruppensystems
kann als Thomsen-Friedenreich (T)-Polyagglutinabilität unter Verwendung von humanen Antiseren oder Lektinen (Peanut Agglutinin-PNA, Helix Promatia Agglutinin-HPA) nachgewiesen werden. Der durch Neuraminsäure-Abspaltung hervorgerufene Verlust der Stabilität des Zellmem-
branpotentials verursacht in diesen Fällen in der Regel eine kurzfristige
kompensierte parainfektiöse Hämolyse (5).

Besonders im frühen Kindesalter jedoch können Reifungsverzögerungen
der unspezifischen Infektionsabwehr oder eine mangelnde Synthese spe-
zifischer Antitoxine eine Generalisierung der mikrobiellen Toxinwir-
kung begünstigen, die dann zur vollständigen Zerstörung der Membranen
aller zirkulierender Blutzellen und Kapillarendothelien führt. Nach initialer Besserung schwerer Infektionen durch neuraminidasebildende
Mikroorganismen (diplococcus pneumoniae, clostridium perfringens,
pseudomonas, klebsiella, pasteurella, streptococcus u.a.) manifestieren
sich in diesen Fällen typischerweise am 3.-5. Krankheitstag trotz adä-
quater antibiotischer Behandlung eine foudroyant verlaufende hämolytische Anämie, Thrombozytopenie, Leukopenie sowie die Entwicklung
interstitieller Ödeme und fibrinöser Verquellungen der Glomerulus-
kapillaren mit nachfolgendem akutem Nierenversagen zum Hämolytisch-
Urämischen Syndrom (8).

Diese Verlaufsform, die unter den in den Jahren 1974 bis 1987 an der
Universitäts-Kinderklinik in Hamburg beobachteten 46 Kindern mit parainfektiöser T-Polyagglutinabilität in 13 Fällen auftrat, endete bei 5 Kindern trotz Hämodialyse und antibiotischer Behandlung im exitus letalis
durch toxisches Herz-Kreislaufversagen. Erst durch die Einführung einer frühestmöglichen Blutaustauschtransfusion mit Heparin-Frischblut
in das Therapie-Konzept konnte durch Toxinelimination und Substitution
von spezifischen Neuraminidase-Antitoxinen die Letalität dieser Erkrankung in den vergangenen Jahren von 100 % auf unter 20 % gesenkt werden
(2).

Die Invasivität dieser Behandlung erzwingt allerdings eine eindeutige

Abgrenzung des im Frühstadium ebenfalls durch T-Polyagglutinabilität der Erythrozyten erkennbaren Neuraminidase induzierten Hämolytisch-Urämischen Syndroms (HUS) von den wesentlich häufigeren Fällen kompensierter Neuraminidase-Wirkung in vivo mit Ausprägung unkomplizierter hämolytischer Anämien. Mit den bisher verfügbaren Lektinen (PNA, HPA) ist eine klare Differentialdiagnostik der unterschiedlichen Verlausformen bisher nicht in allen Fällen möglich gewesen.

Zur definitiven Charakterisierung des Schweregrades mikrobieller Neuraminidase-Wirkung in vivo sowie zur eindeutigen Differenzierung zwischen unkomplizierter parainfektiöser T-Polyagglutinabilität im Rahmen septischer Erkrankungen und beginnendem lebenbedrohlichen Hämolytisch-Urämischem Syndrom wurden daher monoklonale Antikörper mit Spezifität für erythrozytäre Marker vollständiger Neuraminidasebedingter Membranzerstörung produziert.

Material und Methoden :

Die monoklonalen Antikörper J-I-C-4-25-D-4 (IgM) und J-III-Y-12 (IgG) werden von Hybridomen sezerniert, die durch Fusion der Maus-Myeloma Zellinie Ag-8-x-653 und Maus Milz Immunoblasten nach der Methode von Köhler gewonnen werden konnten (6). Die Immunisierung der Mäuse zur B-Zell-Induktion erfolgte mit maximal in vitro mit Vibrio-Cholerae-Neuraminidase behandelten menschlichen Erythrozyten der Blutgruppe O Rh pos CCD. ee MMss Kell neg. (9). Nach Selektion im HAT-Milieu wurden die wachstumsstabilen antikörperproduzierenden Hybridome durch kontrollierte Einzel-Zell-Verdünnung mehrmals rekloniert, um sichere Monoklonalität zu erzielen. Erste Spezifitätstestungen erfolgten in Hämagglutinationstesten, durch Fluoreszenzuntersuchungen an unfixierten Erythrozytenausstrichen (3) und in radioimmunologischen Zell-Bindungsstudien an fixierten Erythrozyten (7). Nach Selektion der monoklonalen Antikörper, die eine kritische Neuraminidase induzierte Membranzerstörung der Erythrozyten markierten, wurden ihre Bindungsepitope durch Immunoblotts der im SDS Polyacrylamidgel aufgetrennten Erythrozytenmembran Komponenten charakterisiert (1). Die endgültige Definition der immunoreaktiven Determinante erfolgte durch Inhibitionsversuche mit Sacchariden und synthetischen T-Antigen-Analoga in einem Radioimmunoassay unter Verwendung von Neuraminidase behandelter aus der Erythrozytenmembran isolierter MN-Blutgruppensubstanz (Asialoglycophorin A) (4).

Die Untersuchung der Erythrozyten von 115 Patienten mit parainfektiöser Hämolyse auf kritische Neuraminidase-Schädigung erfolgte unter Verwendung von Kulturüberständen der Hybridoma-Zellen oder hochtitriger Aszites-Flüssigkeit, die durch Reinjektion der Hybridome in Pristanvorbehandelte Mäuse gewonnen wurde, im Vergleich zu den bisher in der Diagnostik parainfektiöser T-Polyagglutinabilität eingesetzter pflanzlicher Lektine (PNA, HPA). Hämagglutinationsreaktionen im Kochsalzmilieu und Analysen der Antikörperbindung in der indirekten Immunfluoreszenzuntersuchung an unfixierten Einzelerythrozyten führten zu stets übereinstimmenden Resultaten.

Ergebnisse :

A. Spezifitätscharakterisierung der monoklonalen
Antikörper :

Aus der Fusion durch Immunisierung mit Neuraminidase behandelten
menschlichen Erythrozyten induzierter Maus Splenozyten mit Maus Mye-
loma-Zellinien konnten 511 wachstumsstabile Hybridoma-Zellinien etab-
liert werden. 52 dieser Zellinien sezernierten monoklonale Antikörper
mit ausschließlicher Bindung neuraminidasebehandelter Testerythrozyten.
In der Analyse der Bindungskinetik gegenüber Erythrozyten nach in vitro
Inkubation mit verschiedenen Neuraminidase-Konzentrationen erwiesen
sich 5 dieser monoklonalen Antikörper als reaktionsrestringiert auf über
80 %ige Neuraminsäure-Abspaltung aus der Testzellmembran. Sie zeigten sich damit in der Diskriminierung schwerer enzymatischer Membranschäden den Lektinen aus Peanut und Helix Promatia deutlich über-
legen, die schon Testzellen mit wesentlich geringeren Neuraminsäure-
verlusten agglutinierten. Im Western Blot präzipitierten diese Antikörper
isoliert und spezifisch sowohl die monomere als auch die dimere Bande
des Glycophorin A aus der Erythrozytenmembran. Im Inhibitions-Radio-
immunoassay konnten für den monoklonalen Antikörper I-C-4 die termi-
nale Kohlenhydrat-Struktur (ß-D-Gal(1-3)-GalNAc), für den monoklonalen Antikörper III-Y-12 eine Peptid-Sequenz des Neuraminidase demas-
kierten Glykophorin A (MN-Blutgruppensubstanz), also des erythrozytären Thomsen-Friedenreich (T)-Kryptantigens als Reaktionsdetermi-
nante identifiziert werden.

B. Identifizierung lebensbedrohlicher Neuraminidase-
induzierter Membranschäden durch monoklonale Antikörper :

Aus einem Gesamtkollektiv von 115 Kindern mit klinisch und laborche-
misch gesicherter nicht durch Antikörper oder Komplementaktivierung
bedingter parainfektiöser hämolytischer Anämien wurden durch Agglu-
tinationsreaktionen mit den Lektinen PNA und HPA 9 Patienten mit parainfektiöser T-Polyagglutinabilität und Neuraminidase-Wirkung in vivo
identifiziert (Tabelle). Entsprechend den bisherigen Literatur-Berichten
wurde die Grunderkrankung (Sepsis in 2 Fällen, Pneumonie in 2 Fällen,
Mastoiditis, Meningitis, Nekrotisierende Enterokolitis in 3 Fällen) durch
bekannte neuraminidasebildende Bakterien, überwiegend diplococcus
pneumoniae, hervorgerufen. Lediglich 3 dieser Patienten zeigten jedoch
im initialen Agglutinationsscreening auch Reaktionen ihrer Erythrozyten
mit den monoklonalen Antikörpern I-C-4 und III-Y-12. Im weiteren Verlauf entwickelten alle 3 Kinder innerhalb von 24 Stunden eine rasch progrediente hämolytische Anämie, eine Thrombozytopenie, ein akutes
Nierenversagen und kritische Blutdruckabfälle sowie Tachy-/Brady-
arrhythmien als Zeichen des beginnenden toxischen Herz-Kreislaufver-
sagens. Eine sofortige Blutaustauschtransfusion mit dem zweifachen
Intravasalvolumen konnte den in Fluoreszenzuntersuchungen darstellba-
ren Anteil von maximal von Neuraminsäure demaskierter Erythrozyten
von 100 % auf unter 10 % senken (Abb. 1) und durch Toxinelimination
und spezifische Toxininhibition die Kreislaufsituation stabilisieren.

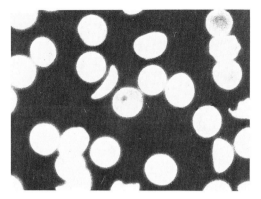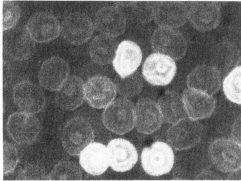

Abb. 1 : Elimination Neuraminidase-geschädigter Erythrozyten bei Pneumokokken-Toxin induziertem Hämolytisch-Urämischem Syndrom. Indirekte Immunfluoreszenz auf unfixierten Einzelerythrozyten mit monoklonalem Antikörper III-Y-12 und FITC-Anti-IgG.

Tabelle

Parainfektiöse T-Polyagglutinabilität im Kindesalter

Name	Alter	Grundkrankheit	Reaktionsmuster der Erythrozyten in Agglutinations- und Fluoreszenztests			Krankheitsverlauf
			Anti-T (AH)	Anti-A (HP)	mcAb I-C-4 III-Y-12	
S.F.	4 Mon.	Meningitis (Pneumokokken)	+++	+++	Ø	antibiotische Behandlung, Transfusion, gesund
G.J.	3 Tage	Necrotisierende Enterokolitis	+, partiell, bunte Fluor.	Ø	Ø	antibiotische Behandlung, Darmresektion, Transfusion, gesund
M.M.	7 Tage	Necrotisierende Enterokolitis	+++	Ø	Ø	antibiotische Behandlung, Transfusion, gesund
M.S.	1, 3 J.	Mastoiditis (Pneumokokken)	+++	n.d.	Ø	antibiotische Behandlung, gesund
B.M.	1 Jahr	Sepsis	++ bunte Fluor.	n.d.	Ø	antibiotische Behandlung, gesund
A.T.	Neug.	congenitale Mykoplasmeninfektion	+++	+/- - +++	Ø	keine spezifische Therapie, gesund
B.S.	1, 2 J.	Pleuropneumonie (Pneumokokken)	+++	n.d.	+++	Hämolytisch-Urämisches-Syndrom, 18 Hämodialysen, Austauschtransfusion, Transfusionen, antibiotische Behandlung, gesund
S.F.	1, 4 J.	Pleuropneumonie (Pneumokokken)	+++	n.d.	+++	Hämolytisch-Urämisches Syndrom, 12 Hämodialysen, Austauschtransfusion, antibiotische Behandlung, renaler Hypertonus, mehrere Monate CAPD
M.S.	10 Tage	Necrotisierende Enterokolitis	+++	+++	+++	akute Hämolyse, Kreislaufinsuffizienz, Nierenversagen, Austauschtransfusion, antibiotische Behandlung, gesund

Anamnese, immunologische Befunde und Verlauf der Parameter Hämatokrit, Thrombozytenzahl und Anteil Neuraminidase geschädigter Erythrozyten in der Immunfluoreszenzuntersuchung eines dieser Fälle ist in Abb. 2 exemplarisch dargestellt .

Kasuistik :

B. S. 1. 2 Jahre	
Grundkrankheit	: Oberlappenpneumonie re (Diplococcus pneumoniae)
Initialtherapie	: Antibiotika (TMZ)
Verlauf	: Initiale Symptombesserung, am 3. Behandlungstag aber akute Entwicklung eines Pleuraempyems sowie charakteristischer Symptome eines Hämolytisch-Urämischen Syndroms :
	Hämolytische Anämie : Hb-Abfall auf 7.1 g/dl, Bilirubin und LDH-Anstieg, Haptoglobinverbrauch
	Thrombozytopenie : Petechien, Abfall der Thrombozyten auf 19. o/nl
	Anurie : Ödeme, Kreatininanstieg auf 2.1 g/dl , HN 67 mg/dl
Immunologische Befunde	: Blutgruppe : O Rh pos CCD. ee Kell neg. MNpart. ss Polyagglutinabilität der Erythrozyten mit AB-Spenderseren, Darstellung der T-Kryptantigene durch die Lektine PNA und HPA in der Agglutinationsreaktion und Fluoreszenzreaktion in 100 % der Erythrozyten mit Lektinen und monoklonalen Antikörpern I-C-4 und III-Y-12. Herabgesetzte Elektrophorese-Motilität aller Plasmaproteine durch Neuraminsäure-Verlust. Nachweis enzymatischer Aktivität bakterieller Neuraminidase und Endo-ß-Galaktosidase in Pleuraexsudat und Serum.
Therapie	: Austauschtransfusion mit Heparin-Frischblut, Heparinisierung (Low Dose), Antibiotika, 18 Hämodialysen
Langzeitverlauf	: Entlassung nach 6 Wochen, passagerer renaler Hypertonus, gesund

Während 2 der Kinder - wie auch der demonstrierte Fall - bis zur Überwindung der akuten Niereninsuffizienz täglich hämodialysiert werden mußten, gelang es in dem jüngsten Fall eines Neugeborenen mit Nekrotisierender Enterokolitis durch Früherkennung der kritischen Membranzerstörung und sofortige Blutaustauschtransfusion die Nierenfunktion innerhalb von 24 Stunden wiederherzustellen.

Kinder mit parainfektiöser T-Polyagglutinabilität, deren Erythrozyten mit den monoklonalen Antikörpern negativ blieben, entwickelten keinerlei Zeichen bedrohlicher Hämolysen oder eines Hämolytisch-Urämischen Syndroms.

Schlußfolgerung :

Mit den monoklonalen Antikörpern I-C-4-25-D-4 und III-Y-12 werden

Reagenzien vorgestellt, die in einer einfachen Agglutinationsreaktion die Identifizierung lebensbedrohlicher in vivo Wirkung mikrobieller Neuraminidase an Patientenerythrozyten ermöglicht. An einem Kollektiv von inzwischen 9 Kindern wird mit Hilfe dieser Reagenzien erstmals gezeigt, daß die Entstehung eines Neuraminidase induzierten Hämolytisch-Urämischen Syndroms durch Antitoxin-Defizienz bereits frühzeitig über seine erythrozytären Marker erkannt und von unkomplizierten parainfektiösen Wirkungen dieses Enzyms mit T-Polyagglutinabilität abgegrenzt werden kann.

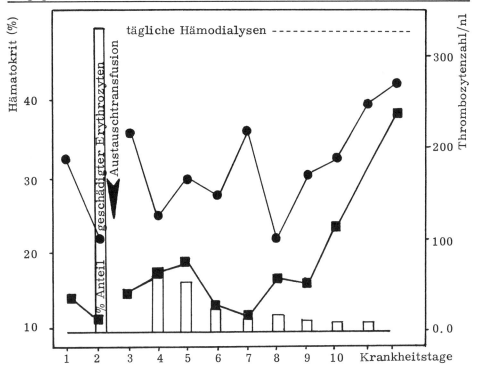

Abb. 2 : Hämolytisch-Urämisches Syndrom durch in vivo Wirkung von Pneumokokken-Neuraminidase. Regeneration von Hämatokrit ● und Thrombozytenzahl ■ nach Initialtherapie mit Elimination der Toxine - toxingeschädigte Erythrozyten in % als Säulen - und Antitoxinsubstitution durch Blutaustauschtransfusion.

Blutaustauschtransfusionen der Kinder mit Antitoxin-Defizienz und beginnendem Hämolytisch-Urämischem Syndrom haben sich in dem Therapiekonzept neben antibiotischer Behandlung der Grunderkrankung, symptomatischer kreislaufwirksamer Katecholamingabe, evtl. Heparinisierung und Hämodialyse bei akutem Nierenversagen bewährt und eine entscheidende Senkung der Letalität schwerer Neuraminidase-Wirkung in vivo bewirkt. Durch den Einsatz der monoklonalen Antikörper wird es in Zukunft möglich sein, diese Therapie auf die wenigen Fälle frühzeitig identifizierter lebensbedrohlicher Erkrankung zu beschränken und Kinder mit unkomplizierter T-Polyagglutinabilität vor invasiven Behandlungsverfahren zu bewahren.

Literatur :

(1) Dzandu, J.K., M.E. Deh, D.L. Burratt, G.E. Wise :Detection of erythrocyte membrane proteins, sialoglycoproteins and lipids in the same polyacrylamide gel using a double staining technique. Proc. Natl. Acad. Sci. USA (1984) 81 : 1733-1737

(2) Fischer, K., R.-Chr. Seitz, A. Poschmann, H. Altrogge, H.H. Hellwege : Hämolytisch urämisches Syndrom (HUS) bei Pleuropneumonie : Diagnostische und therapeutische Aspekte. In H. Schachinger (Hrsg.) : Moderne Intensivtherapie bei Kindern. W. Zuckschwerdt Verlag, München (1986) : 128-131.

(3) Fischer, K., A. Poschmann, H. Oster : Hämolyse bei schwerer Pneumonie infolge Neuraminidasewirkung. Immunfluoreszenzdarstellung der Kryptantigene. Mschr. Kinderheilkunde (1971) 119 : 2-8

(4) Höppner, W., K. Fischer, A. Poschmann, H. Paulsen : Use of synthetic antigens with the carbohydrate structure of asialoglycophorin A for the specification of Thomsen-Friedenreich antibodies. Vox sang. (1985) 48 : 246-253

(5) Jancik, J.M., R. Schauer, K.H. Andres, M. v. Düring : Sequestration of Neuraminidase treated erythrocytes. Cell. Tiss. Res. (1978) 186 : 209-226

(6) Köhler, G., C. Milstein : Continuous cultures of fused cells secreting antibody of predefined specificity. Nature (London) (1975) 256 : 495-497

(7) Le Pendu, J., F. Lambert, B. Samuelsson, M.E. Breimer, R.-Chr. Seitz, M.P. Urdanitz, N. Suesa, M. Ratcliffe, A. Francois, A. Poschmann, J. Vinas, R. Oriol : Monoclonal antibodies specific for Type 3 and Type 4 chain-based blood group determinants : Relationship to the A1 and A2 Subgroups. Glycoconjugate J. (1986) 3 : 255-271

(8) Poschmann, A., K. Fischer : Neuraminidase action in vivo : Immunofluorescent detection of cryptantigens. Behring Inst. Mitt. (1974) 55 : 129-139

(9) Stähli, C., T. Staehelin, V. Miggiano, J. Schmidt, P. Häring : High frequencies of antigen specific hybridomas : Dependance on immunization parameters and prediction by spleen cell analysis. J. Immunol. Meth. (1980) 32 : 297-304

Dr. R.-Christiane Seitz
Abteilung für Klinische Immunpathologie
Universitäts-Kinderklinik
Martinistraße 52
D-2000 Hamburg 20

Physiologische Einflußgrößen auf die dopplersonographisch in den großen Hirnarterien
gemessenen Blutflußgeschwindigkeiten in der Neonatalzeit

H.Bode ,R.Fressle,U.Wais

Einleitung
Ein wesentliches Ziel der neonatalen Intensivmedizin muß die Gewähr-
leistung einer regelrechten zerebralen Durchblutung sein.Eine Mehr-
oder Minderdurchblutung kann zu schwerwiegenden und eventuell dauer-
haften Hirnschäden führen.

Techniken zur Messung der Hirndurchblutung sind oft aufwendig,inva-
siv oder mit einer hohen Strahlenbelastung verbunden und daher für
einen Routineeinsatz auf Neugeborenen-Intensivstationen wenig geeignet.
Die Dopplersonographie erlaubt eine nichtinvasive,unschädliche und beliebig oft wiederholbare on-line Messung von Blutflußgeschwindigkeiten
(BFG) in den großen Hirnarterien.Die Resultate sind in wenigen Sekunden
verfügbar.

Ziel der Studie war es,die physiologischen Einflußgrößen auf die dopplersonographisch in den großen Hirnarterien gemessenen BFG in der Neonatalzeit qualitativ zu bestimmen,daraus "Normalwerte" abzuleiten und
diese Befunde zu deuten. Dies sind die Voraussetzungen,um pathologische
Abweichungen zu erkennen.

Material und Methode
Es wurden 125 verschiedene "gesunde" Früh- und Neugeborene dopplersonographisch untersucht.Die Kinder waren zwischen 2 Stunden und 69 Tagen
alt,ihr Geburtsgewicht betrug 840-4150g.Das Gestationsalter lag zwischen
der 29. und 40.Woche.Zusätzlich wurden aktuelles Gewicht,Körperlänge,
kapillärer Hämatokrit und Gesamtbilirubin ermittelt.

Bei 100 Kindern erfolgte in einer Querschnittsuntersuchung eine einma-
lige Messung,bei 25 der Kinder wurde eine Longitudinaluntersuchung mit
Doppleruntersuchungen am 1,2,3,4,7,10,15,20,25 Lebenstag sowie simultanen oszillometrischen Messungen von Blutdrucken und Herzfrequenz durchgeführt.

Die transkranielle Dopplersonographie erfolgte mit einem EME TC 2-64
Gerät(Eden Medizinische Electronic GMBH,Überlingen) mit einer gepulsten
Sendefrequenz von 2 MHz.Mit dieser Technik ist eine Messung der BFG in
der großen intrakraniellen Arterien durch den Schädelknochen hindurch
in jedem Lebensalter möglich (1,3).Wir untersuchten an definierten Meß-
stellen die Arteria cerebri media,die Arteria cerebri anterior und die
Arteria carotis interna (2,4,5).Es wurde jeweils die systolische-,ge-
mittelte- und enddiastolische Maximal-BFG bestimmt.

Aus insgesamt etwa 5000 Einzelwerten wurden Korrelationskoeffizienten-
matrices errechnet.

Ergebnisse
Zwischen den BFG in den verschiedenen Hirnarterien bestanden sehr enge
Beziehungen.Es ist daher in vielen Fällen vertretbar,nur ein repräsen-
tatives Gefäß zu untersuchen.

Die wichtigste physiologische Einflußgröße auf die Höhe der BFG war das
postnatale Alter.Während des ersten Lebensmonates betrugen die durch-

schnittlichen Geschwindigkeitszunahmen pro Tag für die systolische-, gemittelte- und enddiastolische Maximal-BFG 1.5,0.8 und 0.4 cm/sec. Eine lineare Zunahme der BFG ließ sich auch noch während des zweiten Lebensmonates nachweisen.Mit zunehmendem Alter verlangsamte sich der Anstieg aller BFG,das Maximum wurde um das 6.Lebensjahr erreicht.Die BFG waren dann etwa 4-mal so hoch wie in den ersten Lebenstagen.Danach gingen sie bis zum 18.Lebensjahr auf etwa 70% des Maximalwertes zurück (Abb.1).

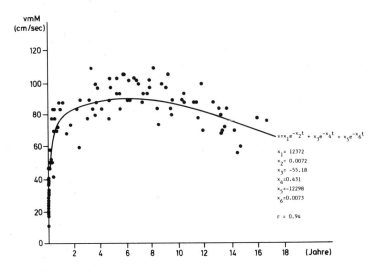

Abb.1:Gemittelte Maximalgeschwindigkeit in der Arteria cerebri media(vmM) in Abhängigkeit vom Lebensalter   (n=112)

Eine lineare Zunahme der BFG mit dem Geburtsgewicht und damit auch dem Gestationsalter ließ sich etwa bis zum 20.Lebenstag nachweisen.Sie war jedoch weniger deutlich als der Anstieg der BFG mit dem Lebensalter. Bei Kindern mit einem Gestationsalter von weniger als 35 Wochen nahmen die BFG in den ersten 3 postnatalen Wochen langsamer zu als bei Kindern mit höherem Gestationsalter.Kinder mit geringerem Geburtsgewicht bzw. Gestationsalter zeigten häufiger und länger enddiastolische Maximal-BFG von weniger als 6 cm/sec.Der pulsatile Anteil des Blutflusses war ent- sprecehnd höher (Tab.1).

Tab.1:Anteil der Früh-/Neugeborenen mit einer enddiastolischen Maximal- BFG von weniger als 6 cm/sec.

	1.-5.Tag	6.-10.Tag	11.-20.Tag	21.30.Tag	Gesamt
bis 1500g	80%	70%	33%	38%	51%
1501-2000g	44%	56%	23%	0%	29%
2001-2500g	30%	18%	0%	0%	16%
über 2500g	28%	0%	0%	0%	10%
Gesamt	38%	30%	19%	10%	26%

Außerdem bestand eine negative lineare Beziehung zwischen Hämatokrit und BFG.Andererseits nahm der Hämatokrit erwartungsgemäß in den ersten

Lebenswochen exponentiell ab.Wir führten einen matched-pair Vergleich durch,um zu klären,ob der Anstieg der BFG in den ersten 2-3 Lebensmonaten nur Folge des zunehmenden Alters oder auch des mit dem Alter abnehmenden Hämatokrites ist.Bei 9 Paaren von Neugeborenen fanden wir in der Gruppe mit erhöhtem Hämatokrit niedrigere BFG,für die systolische Maximal-BFG war der Unterschied signifikant.Bei 8 Paaren von Neugeborenen mit altersbezogen normalem bzw. erniedrigtem Hämatokrit waren in der Gruppe mit erniedrigtem Hämatokrit alle BFG höher,für die gemittelte- und enddiastolische Maximal-BFG war dies signifikant.

In der Longitudinalstudie fanden wir bei simultanen Messungen von BFG und Blutdrucken einen etwa parallelen Anstieg der Mittelwerte.Wurden jedoch die BFG mit den jeweils gleichzeitig gemessenen Blutdrucken verglichen,ergab sich kein signifikanter Zusammenhang.

Die Höhe des Serumbilirubines und eine Fototherapie hatten keinen signifikanten Einfluß auf die Höhe der BFG.

Die erheblichen Einflüsse der Vigilanz auf die Höhe der BFG erforderte Dopplermessungen in konstanten und vergleichbaren Vigilanzstadien,am besten im ruhigen Schlaf.

Die Wirkung des CO2-Partialdruckes auf die Dopplerparameter ist erheblich und muß bei Meßwertvergleichen berücksichtigt werden.

Diskussion

Die dopplersonographisch gemessenen BFG sind unter anderem Ausdruck des durch das Gefäß fließenden Blutvolumens und damit des zerebralen Blutflußvolumens,des Gefäßquerschnittes und des nachgeschalteten zerebralen Gefäßwiderstandes.

Der Anstieg der BFG mit dem Alter der Kinder dürfte bei in dieser Zeit zunehmendem Gefäßquerschnitt Ausdruck des zunehmenden zerebralen Blutflußvolumens sein.Dies gilt auch für den Anstieg der BFG mit dem Gestationsalter.Mit Wachstum und Differenzierung des Gehirnes steigt sein Sauerstoff- und Substratbedarf.Dies macht eine Zunahme der Hirndurchblutung erforderlich.Den von uns in den ersten 3 Lebenswochen bei Frühgeborenen von weniger als 35 SSW. beobachteten langsameren Anstieg der BFG werten wir als Zeichen des bei diesen Kindern später einsetzenden Wachstumsspurtes des Gehirnentwicklung.Die niedrigen enddiastolischen BFG bei unreifen und unreifen Kindern deuten wir als Ausdruck des bei diesen Kindern erhöhten zerebralen Gefäßwiderstandes,der infolge geringerer Kapillardichte sowie histologischer Besonderheiten der Media der Hirnarterien besteht.

Nach dem Gesetz von HAGEN und POISEUILLE ist die Flußgeschwindigkeit umgekehrt proportional zur Viskosität einer Flüssigkeit.Diese nimmt im Falle des Blutes mit steigendem Hämatokrit zu.Bei Kindern mit Polyzythämie sind daher geringere,bei anämischen Kindern höhere BFG zu erwarten. Die hierdurch angezeigten Änderungen des zerebralen Blutflußvolumens könnten ein normaler Adaptationsvorgang an die veränderte Sauerstoff-Transportkapazität und -verfügbarkeit des Blutes sein.Die bei Polyzythämie (Hyperviskositätssyndrom) erhöhte Inzidenz von Hirninfarkten könnte mit der - Thrombosen fördernden - geringeren BFG bei diesen Neugeborenen zusammenhängen.

Mit dem Anstieg des arteriellen Blutdruckes in den ersten Lebensmonaten nimmt der zerebrale Perfusionsdruck (=arterieller Blutdruck - intrakranieller Druck) zu.Bei in dieser Zeit abnehmendem zerebralen Gefäßwiderstand ist mithin eine Zunahme des zerebralen Blutflußvolumens zu erwarten,die sich dopplersonographisch in zunehmenden BFG widerspiegelt. Die fehlende Korrelation simultan gemessener BFG und Blutdrucke weist jedoch auf das Vorhandensein einer Autoregulation der Hirndurchblutung bei den untersuchten Patienten hin.

Eine Bewertung dopplersonographischer Befunde in der Neonatalzeit ist nur unter Berücksichtigung der dargestellten physiologischen Einflußgrößen und der daraus ableitbaren "Normalwerte" (Tab.2) sinnvoll möglich.Hilfreich zur Beurteilung ist der Seitenvergleich und die individuelle Verlaufskontrolle.Zusätzlich sollten klinische und schädelsonographische Befunde berücksichtigt werden.

Tab.2:Anstieg der Blutflußgeschwindigkeiten(BFG,in cm/sec) mit dem Lebensalter - Mittelwerte M und Standardabweichungen S von Messungen einer Longitudinaluntersuchung an 25 "gesunden" Früh- und Neugeborenen

	1.Tag		5.Tag		10.Tag		15.Tag		20.Tag		25.Tag	
	M	S	M	S	M	S	M	S	M	S	M	S
vsM	42	10	54	10	61	13	64	10	70	13	80	12
vmM	22	6	26	6	30	6	32	6	37	7	41	8
vdM	13	4	15	4	16	3	17	5	19	6	20	4
vsI	35	6	44	10	51	8	52	8	62	8	60	8
vmI	18	5	22	6	27	5	28	4	33	5	34	6
vdI	11	4	12	3	14	3	14	3	16	3	15	3
vsA	32	7	42	7	44	8	52	7	57	5	60	11
vmA	17	5	21	6	23	5	27	5	31	3	33	7
vdA	11	5	13	3	13	3	16	5	16	2	18	3

vs,vm,vd=systolische-,gemittelte-,enddiastolische Maximal-BFG
M=A.cerebri media,I=A.carotis interna,A=A.cerebri anterior
Es bedeutet also vsM die systolische Maximal-BFG in der A.cerebri media usf.

Literatur
1.Aaslid,R(Hrsg.):Transcranial Doppler Sonography.Springer-Verlag,Wien-New York,1986.
2.Arnolds B,von Reutern GM:Transcranial Dopplersonography,Examination Technique and Normal Reference Values.Ultrasound in Med&Biol 12/2, 115-123,1986.
3.Bode H,Straßburg HM,Sauer M:Untersuchungen mit der transkraniellen Dopplersonographie zum Nachweis normaler und verminderter Hirndurchblutung im Kindesalter.Mschr Kinderheilkd 134,590,1986.
4.Bode H:Transcranial Doppler-Sonography in infancy and early childhood.In:Fiesci C,Zanette EM(Hrsg.):Advances in Transcranial Doppler-Sonography.Springer-Verlag,Wien-New York,1987.
5.Harders A,Gilsbach JM:Transkranielle Doppler-Sonographie in der Neurochirurgie.Ultraschall 5,237-245,1984.

Dr.H.Bode,Mathildenstr.1,Universitätskinderklinik,D-78 Freiburg i.Br.

Die prognostische Bedeutung der transfontanellären und transkraniellen Duplexsonographie bei Neugeborenen:
Pathologische diastolische Flußmuster und Volumenfluß im Sinus rectus

---

P. Winkler, K. Helmke, H.H.Hellwege

Die mögliche Schädigung des Gehirns als Folge hypoxisch-ischämischer Ereignisse stellt ein Hauptproblem der perinatalen Medizin dar (BROWN et al. 1974). Vorhersagen über den Krankheitsverlauf oder eine bleibende Schädigung des Zentralnervensystems sind schwierig, obwohl zahlreiche Risikofaktoren bekannt sind (MAC DONALD et al. 1980). Seit 1984 führen wir auf unserer Intensivstation die transkranielle B-Bild-gesteuerte Dopplersonographie durch. Dabei haben wir in Einzelfällen einen Zusammenhang von diastolischer Flußgeschwindigkeitsreduktion, klinischen Parametern und Verlauf registriert. Im folgenden wird deshalb die Bedeutung einer diastolischen Flußgeschwindigkeitsreduktion in Hirnarterien und die dabei auftretenden Veränderungen des Flusses im Sinus rectus bei Früh- und Neugeborenen untersucht und in Beziehung zum Krankheitsverlauf, zu arterieller Hypotonie, Hyperkapnie, sowie zum Auftreten eines persistierenden Ductus arteriosus betrachtet.

Patienten und klinische Parameter

Von 160 untersuchten Früh- und Neugeborenen wiesen 42 Kinder eine diastolische Flußreduktion in mindestens einer von 8 untersuchten Hirnarterien auf. Bei diesen Kindern (36 Frühgeborene und 6 Neugeborene; Median: 30. Schwangerschaftswoche; Bereich: 28. bis 41. Schwangerschaftswoche) wurden auf der Intensivstation 83 Untersuchungen aller großen Hirnarterien, des Sinus rectus und der Vena basalis durchgeführt. Die erste Untersuchung erfolgte in der ersten Lebenswoche. Das Geburtsgewicht (Median: 1.690 g; Bereich: 700 bis 3.800 g) lag bei 10 Kindern unter 1.000 g.
Folgende klinische Parameter wurden neben Geburtsdaten (APGAR) zum Zeitpunkt der Untersuchung erfasst: Gewicht, Kopfumfang, Beatmungsparameter, Wachheitszustand, neurologischer Status, Vorliegen eines persistierenden Ductus Botalli mit relevantem Links-Rechts-Shunt (11 Kinderdarunter 5 Kinder mit Untersuchungen vor und nach Ductus-Ligatur), Partialdruck von CO_2 und O_2 im Blut, arterieller Blutdruck und Hämatokrit.
Eine vorliegende Hirnblutung wurde nach BURSTEIN et al. (1979) klassifiziert (Stadien I-IV). Ein diastolischer Blutdruck unter 25 mmHg wurde als erniedrigt, ein PCO_2 zwischen 45 und 55 mmHg als gering-, über 55 mmHg als ausgeprägte Hyperkapnie definiert. Die Entwicklung der Frühgeborenen wurde in einem Beobachtungszeitraum von 3 Monaten bis zu 2 Jahren verfolgt. Als günstiger Verlauf wird bezeichnet, wenn während dieses Zeitraumes eine normale Entwicklung des Kindes erfolgte. Als ungünstiger Verlauf wurde der Tod eines Kindes oder die Entwicklung eines schweren Residual-Syndroms angesehen.

Methode

Alle Doppleruntersuchungen wurden auf der Intensiv- und Neugeborenenstation mit kommerziellen Duplex-Scannern (ATL-Mark 600 und ATL-Ultramark 4) durchgeführt. Die B-Bild-Darstellung erfolgte mit der höchstmöglichen Frequenz (Wahl zwischen 7,5/5 und 3,5 MHz). Die Sendefrequenz des Dopplersignales lag bei 3 oder 5 MHz. Durch die Fontanelle untersuchen wir folgende Gefäße: A. pericallosa, Aa. carotis internae und Sinus rectus. Das Spektrum der Aa. cerebri mediae wurde von temporal, das der Aa. cerebri posteriores von occipital (transkraniell) gewonnen.
Bedingung für die Auswertung war die fortlaufende Registrierung des Fast Fourier-transformierten Frequenz-, bzw. Flußgeschwindigkeitsspektrums von mindestens 10 Herzzyklen. Nur qualitativ hochwertige Spektren kamen zur Auswertung. Der Volumenfluß im Sinus rectus konnte mit Hilfe der Bestimmung der kleinsten Querschnittsfläche dieses venösen Leiters und der Halbierung des Integrals der Flußgeschwindigkeitskurve des Sinus rectus berechnet werden (Abb. 1).

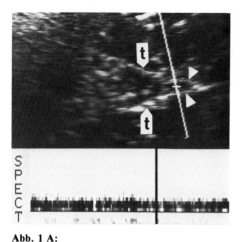

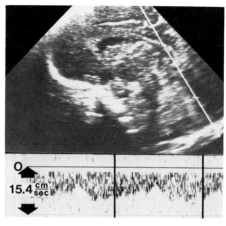

Abb. 1 A:
Sinus rectus im Querschnltt
E.R., wbl.; 32.SSW; 2000 g; Kopfumfang 32,5 cm;
perinatale Asphyxie
Transkranielle Untersuchung. Orientierung: 135°
zur Augen - Ohr - Linie. Frequenz: 7,5 MHz.
t = Tentoriumreflexe
▶= laterale Begrenzung des Sinus rectus mit
Doppler - Verifikation (bei jeder Bestimmung der
Querschnittsfläche erforderlich). Querschnittsfläche: 0,046 cm^2

Abb. 1 B:
Flußgeschwindigkeitsspektrum des Sinus rectus
Selbes Kind wie in Abb. 1A. Transfontanelläre
Untersuchung im Sagittalschnitt. Die planimetri-
sche Integration der Hüllkurve ergibt 9,1cm/sec.
Volumenfluß im Sinus rectus:
0,046 x (9,1 : 2) x 60 [cm^3/min] = 12,6 ml/min;
Korrekturfaktor (siehe Methode): 1,2. Resultieren-
der Volumenfluß: 15,1 ml/min.

Zur besseren Vergleichbarkeit wurde das jeweilige Hirngewicht aus dem Kopfumfang kalkuliert
(Hirngewicht in Gramm = [Kopfumfang in cm — 20,5]^2 + 109,8; nach WINICK und ROSSO 1969).
Den gemessenen Volumenfluß bezogen wir auf ein 'Standard-Neugeborenen-Gehirn' mit einem Hirn-
gewicht von 306 g (angenommener Kopfumfang 34,5 cm).Der Einfallswinkel des Dopplersignales
konnte durch optimale Positionierung der Schallsonde kleingehalten werden (in der Regel unter 30
Grad).
Die diastolische Flußgeschwindigkeitsreduktion unterteilten wir in 3 Grade (Abb. 2)
Grad 1: enddiastolisch keine registrierbare Flußgeschwindigkeit
Grad 2: mittel- und enddiastolisch keine registrierbare Flußgeschwindigkeit
Grade 3: diastolische Flußumkehr (Wandfilter jeweils 0,1 kHz)

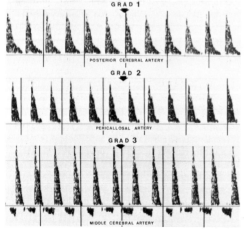

Abb. 2:
*Gradeinteilung der diastolischen Flußgeschwindig-
keitsreduktion*
K.W., wbl.; 31.SSW; 1120g; Atemnotsyndrom mit
beidseitigem drainierten Pneumothorax. Sendefrequenz des Dopplersignales: 5 MHz; Länge des Pro-
bevolumens: 5 mm; Wandfilter: 100 Hz; alle abge-
bildeten Spektren wurden während einer Untersuchung im Zeitraum von 10 min. gewonnen.
Grad 1: enddiastolischer 'Nullfluß'
Grad 2: mittel- und enddiastolischer 'Nullfluß'
Grad 3: diastolische Flußumkehr

Meßpunkte

Unsere Meßpunkte der transfontanellären Duplex-Sonographie entsprechen im wesentlichen den von JORCH u. Mitarb. angegebenen (JORCH et al. 1986). Die transkranielle Duplex-Sonographie der Aa. cerebri mediae und Aa. cerebri posteriores sowie der Vena basalis ist mit Hilfe einer optimalen Darstellung des Hirnstammes, bzw. der basalen Zisternen und der Fissura Sylvii möglich und wurde in unserer Abteilung erstmals entwickelt und angewandt (Abb. 3)

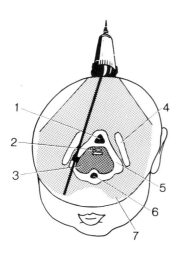
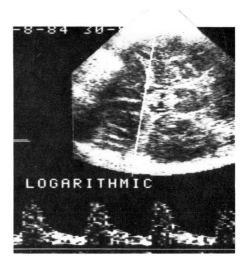

Abb. 3 A:

Transkranielle Duplex - Sonographie. Meßpunkt der A. cerebri posterior (V. basalis)

Die Untersuchung erfolgt von der Region der kleinen Fontanelle etwa 135°zur Augen - Ohr - Linie. Das Probevolumen (sample volume) wird in die Cisterna ambiens gelegt. Der Hauptast der A. cerebri posterior wird mit Hilfe des hör- und sichtbaren Frequenzspektrums identifiziert. Voraussetzung ist eine optimale sonographische Darstellung des Hirnstammes und der umgebenden Zisternen.

1 = cisterna laminae quadrigeminae
2 = aquaeductus cerebri
3 = crus cerebri
4 = plexus chorioideus
5 = cisterna ambiens
6 = fossa interpeduncularis
7 = lobus temporalis

Abb. 3 B:

Transkranielle Duplex - Sonographie der A. cerebri media

B - Bild und Spektrum eines gesunden Neugeborenen. Axialschnitt etwa 45°zur Augen - Ohr - Linie. Schallkopf - Position: rechts temporo - parietal. Das Probevolumen liegt in der Fissura Sylvii, so daß der Hauptast der A. cerebri media untersucht wird. Der Einfallswinkel des Doppler - Signales beträgt etwa 25°.

Ergebnisse

1. Diastolische Flußgeschwindigkeitsreduktion und Krankheitsverlauf:

Kinder mit günstigem Verlauf hatten im Vergleich zu Patienten mit ungünstiger Entwicklung oder PDA signifikant häufiger geringe Grade diastolischer Flußreduktion mit Beteiligung weniger Arterien. Die hintere Zirkulation war relativ selten und eher geringgradig betroffen (Tab. 1 und 2). Frühgeborene, die verstarben (n = 13) oder eindeutig zerebral geschädigt waren (n = 1) zeigten vergleichsweise höhere Grade diastolischer Flußgeschwindigkeitsreduktion mit Beteiligung relativ vieler Arterien. Dabei war die hintere Zirkulation in besonderem Maße betroffen (Tab. 2).

Tabelle 1:

DIASTOLISCHES FLUSSGESCHWINDIGKEITSSPEKTRUM BEI KINDERN MIT GÜNSTIGEM (n = 28) UND UNGÜNSTIGEM (n = 14) KRANKHEITSVERLAUF SOWIE BEI VORLIEGEN EINES RELEVANTEN PDA (n = 11 Kinder)

	Verteilungsmuster aller untersuchten Arterien (n = 381) bei Kindern mit günstigem Verlauf		Verteilungsmuster aller untersuchten Arterien (n = 238) beiKindern mit ungünstigem Verlauf		Verteilungsmuster aller untersuchten Arterien (n = 120) beiKindern mit relevantem PDA zum Zeitpunkt der Untersuchung
Kontinuierlicher diastolischer Vorwärtsfluß	69%[A]	p<0,01	42%	p<0,05	30%[B]
enddiastolischer 'Nullfluß' (Grad 1)	11%[C]	n.s.	15%	n.s.	23%[D]
mittel- und end- diastolischer 'Nullfluß' (Grad 2)	12%	p<0,05	19%	n.s.	19%
Flußumkehr (Grad 3)	8%[E]	p<0,01	24%	n.s.	28%[F]

Zusätzliche signifikante Unterschiede: A (69 %) — p<0,01 — B (30 %); C (11 %) — p<0,01 — D (23 %); E (8 %) — p<0,01 — F (28 %);

Anmerkungen zu Tabelle 1 — 3:
Prüfung von Häufigkeiten nach 'DOCUMENTA GEIGY— Wissenschaftliche Tabellen' 7. Auflage 1968 (Seite 192)
n.s. = kein signifikanter Unterschied; p<0,05 (0,01) = Signifikanzniveau <0,05 (0,01)

Tabelle 2:

DIASTOLISCHES FLUSSGESCHWINDIGKEITSSPEKTRUM:VERGLEICH VON ARTERIEN MIT VORWIEGENDER VERSORGUNG DER VORDERN (MITTLEREN) MIT ARTERIEN DER HINTEREN ZEREBRALEN ZIRKULA-TION BEI GÜNSTIGEM UND UNGÜNSTIGEM KRANKHEITSVERLAUF.

	vorderer(mittlerer)Versorgungsbereich (A. carotis interna, A. pericallosa, A. cerebri media)		hinterer Versorgungsbereich (A. basilaris, A. cerebri posterior	
	günstiger Verlauf (n = 236 untersuchte Arterien)	ungünstiger Verlauf (n = 149 untersuchte Arterien)	günstiger Verlauf (n = 137 untersuchte Arterien)	ungünstiger Verlauf (n = 78 untersuchte Arterien)
Kontinuierlicher diastolischer Vorwärtsfluß	58% $p<0,01$	32%^{A}	72% $p<0,01$	49%^{B}
enddiastolischer 'Nullfluß' (Grad 1)	14% n.s.	17%	12% n.s.	13%
mittel- und enddiastolischer 'Nullfluß' (Grad 2)	15% n.s.	20%	11% n.s.	22%
diastolische Flußumkehr (Grad 3)	13% $p<0,01$	32%^{C}	5% $p<0,05$	17%^{D}

Zusätzliche signifikante Unterschiede :
A (32%) — $p<0,05$ — B (49%); C (32%) — $p<0,05$ — D (17%)

2. Krankheitsverlauf in Relation zum Volumenfluß im Sinus rectus:

Der Volumenfluß im Sinus rectus wurde bei 36 von 42 Kindern ermittelt. Bei 4 Kindern lag keine ausreichende Bestimmung der Querschnittsfläche vor. Bei weiteren 2 Patienten konnte das Spektrum im Sinus rectus nicht zweifelsfrei aufgezeichnet werden.
Eine Zunahme des Volumenflusses bei Doppler- Verlaufsuntersuchungen oder ein relativ hoher Fluß im Sinus rectus waren mit einer guten Prognose assoziiert. Ein intermittierendes oder unterbrochenes Flußgeschwindigkeitsspektrum oder ein geringer Fluß bei mindestens zwei Verlaufsuntersuchungen waren bei Kindern mit günstigen Verlauf signifikant ($p<0,01$) seltener zu finden als bei Kindern, die verstarben (Tab. 3).

3. Beeinflussung der diastolischen Flußumkehr und des Flusses im Sinus rectus durch klinische Parameter:

Wesentliche klinische Parameter, die sich auf das diastolische Flußgeschwindigkeitsspektrum und den Fluß im Sinus rectus auswirken, sind Blutdruck, Kohlendioxyd-Partialdruck im Blut (PCO_2) und ein klinisch signifikanter persistierender Ductus arteriosus (PDA). Ein kontinuierlicher Vorwärtsfluß war bei der Untersuchung von Kindern mit PDA etwas häufiger (Signifikanzniveau $p<0,05$) festzustellen, als bei Frühgeborenen mit ungünstigem Verlauf (Tab. 1). Hinsichtlich der diastolischen Flußreduktion

Tabelle 3:

CHARAKTERISTIKA DES VOLUMENFLUSSES IM SINUS RECTUS (bei 36 Kindern untersucht) IN RELATION ZUM KRANKHEITSVERLAUF UND EI-NEM PERSISTIERENDEN DUCTUS ARTERIOSUS (PDA)

	Früh- und Neugeborene mit günstigem Krankheits-verlauf (n = 25 Kinder)		verstorbene Frühgeborene (n = 11 Kinder)	Kinder ohne relevanten PDA (n = 25 Kinder)		Kinder mit relevantem PDA (n = 11 Kinder)
zunehmender Fluß im Sinus rectus ($\geqq$50% des Ausgangswertes) oder Fluß $\geqq$50ml/min*	19	$p<0{,}01$	2	17(1)	n.s.	4(1)
Fluß 26-49ml/min* oder$\leqq$25ml/min bei 1 Untersuchung	3	n.s.	2	3(1)	n.s.	2(2)
intermittieren-der Fluß im Sinus rectus oder Fluß $\leqq$25ml/min* bei mindestens 2 Untersuchungen (Flußzunahme $\leqq$50 % des Ausgangswertes)	3	$p<0{,}01$	7	5(2)	n.s.	5(5)

* Anpassung des Volumenflusses an das Hirngewicht (siehe Methode)

zeigte sich bei diesen beiden Gruppen jedoch kein wesentlicher Unterschied (Tab 1). Ein zunehmender oder hoher Volumenfluß im Sinus rectus war bei Kindern ohne relevanten PDA häufiger als bei Kindern mit PDA, ein signifikanter Unterschied zwischen diesen beiden Gruppen ist jedoch nicht vorhanden (Tab. 3)

Ein niedriger diastolischer Blutdruck (kleiner als 25 mmHg) war bei 36 von 38 Untersuchungen von Kindern mit günstigem Verlauf als Ursache einer diastolischen Flußumkehr zu finden, während dieses Verhältnis bei Kindern mit ungünstigem Verlauf 29 : 54 betrug. Dieser Unterschied ist hochsignifikant ($p<0{,}01$). Bei relevantem PDA bewirkte ein diastolischer Blutdruck unter 25 mmHg eine ausgeprägte diastolische Flußumkehr, bzw. eine entsprechende Volumenflußverringerung im Sinus rectus. Dagegen zeigte eine Blutdruckerhöhung trotz Vorliegen eines relevanten PDA eine günstige Wirkung auf den diastolischen Vorwärtsfluß. Dies trifft für eine geringe Hyperkapnie (45 bis 55 mmHg) nicht in gleichem Maße zu. Eine ausgeprägte Hyperkapnie führt — allerdings in Verbindung mit einer Blutdruckerhöhung — häufig zu einer Normalisierung des diastolischen Flußgeschwindigkeitsspektrums. Dies konnte jedoch wegen der sofortigen Korrektur der Blutgase durch Modifikation der Beatmung nur in Einzelfällen beobachtet werden.

Diskussion

Seit Einführung der 2 D—Bild—gesteuerten gepulsten Dopplersonographie ist es theoretisch möglich, gezielte Flußgeschwindigkeitsmessungen in allen sonographisch erreichbaren Gefäßen durchzuführen. Bei der praktischen Anwendung ergeben sich jedoch einigeProbleme, die einer einfachen Untersuchungstechnik im Wege stehen. Intrazerebral sind beispielsweise nur einige Gefäße reproduzierbar durch die Fontanelle zu untersuchen (JORCH 1986). Da der Einfallswinkel des Schalles für die Gewinnung eines hochwertigen Spektrums möglichst parallel zum Gefäß verlaufen sollte, sind zuverlässige Untersuchungen der Arteria cerebi media und A.cerebri posterior nur transkraniell (von temporal und occipital) möglich. Dabei dienen die stark reflexgebenden Grenzflächen der Zisternen (Fissura Sylvii und Cisterna ambiens) als Leitstrukturen(Abb. 3). Ein Studium der sonographischen Anatomie des Hirnstammes und der umgebenden Zisternen mit klar definierten Schnitten ist dabei von großem Nutzen (HELMKE UND WINKLER 1986). Eines der wesentlichen Probleme der Peri- und Postnatalperiode ist die hypoxisch-ischämische Enzephalopathie. Dabei treten umschriebene neuronale Nekrosen an charakteristischen Stellen auf (VOLPE 1987). Die vorliegenden eigenen Ergebnisse zeigen, daß Störungen der Zirkulation häufig nur umschrieben sind—d.h., nur eines oder wenige Gefäßgebiete der zerebralen Zirkulation betreffen. Wenn solche Störungen innerhalb von 24 -48 Stunden reversibel sind und die A. basilaris und A. cerebri posterior nicht miteinbeziehen, kann mit einem günstigen Krankheitsverlauf gerechnet werden. Eine Zunahme des Volumenflusses im Sinus rectus und hohe Flußwerte sind als ähnlich günstige prognostische Parameter anzusehen (Abb. 4). Die Registrierung des Flußgeschwindigkeitsspektrums des Sinus rectus und die Bestimmung seiner Querschnittsfläche (transkranielle Untersuchung mit 7,5 MHz!) stellen jedoch besondere Anforderungen an den Untersucher und die verwendete Apparatur. So sollte beispielsweise eine Registrierung von direkt am Sinus rectus gelegenen Arterien nicht mit einem unterbrochenen venösen Flußmuster verwechselt werden.

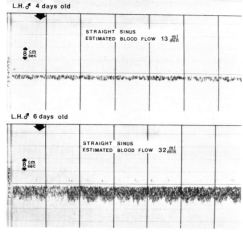

Abb. 4:
Zunahme des Volumenflusses im Sinus rectus als prognostisch günstiger Faktor
L.H., mnl.; 35.SSW; 2510 g; Kopfumfang 33 cm; ausgeprägte perinatale Asphyxie
Zunahme des Volumenflusses im Sinus rectus von 13 auf 32 ml/min (korrigierter Fluß: 15 bzw. 37 ml/min) innerhalb von 32 Stunden. Die klinische Besserung folgte der Erhöhung des Volumenflusses im Sinus rectus im Abstand von 1,5 Tagen.

Ungünstige prognostische Faktoren sind eine Einbeziehung der hinteren Zirkulation mit hohen Graden diastolischer Flußreduktion sowie ein reduzierter, bzw. unterbrochener Fluß im Sinus rectus. Die diastolische Flußreduktion oder Flußumkehr wird durch zahlreiche Faktoren beeinflußt. Wir haben starke Schwankungen, vor allem bei Frühgeborenen unter der 30. Schwangerschaftswoche, in den ersten 24 Lebensstunden bei Kindern mit persistierndem Ductus arteriosus, bei Kindern mit ausgeprägter Hyperkapnie und bei Frühgeborenen mit perinataler Asphyxie beobachtet. Ein entscheindender Parameter ist jedoch der Blutdruck. So kann eine Anhebung des diastolischen Blutdrucks vor Ductusligatur zum Verschwinden der diastolischen Flußumkehr führen, während diastolische Werte unter 25 mmHg trotz erfolgter Ductusoperation eine erhebliche diastolische Flußreduktion verursachen können. Eine diastolische Flußumkehr ist bei Kindern mit günstigem Krankheitsverlauf in praktisch allen Fällen (95 % der Untersuchungen)mit einem erniedrigten diastolischen Blutdruck assoziiert, während bei ungünstigem Verlauf nur etwas mehr als die Hälfte der Patienten eine solch Assoziation aufweisen. Die starke Abhängigkeit des diastolischen Spektrums von Blutdruckschwankungen ist in einigen Fällen mit einer eingeschränkten zerebralen Autoregulation zu erklären. Häufige Kontrollen des arteriellen Blutdrucks—evtl. therapeutische Maßnahmen zur Anhebung des Blutdruckes unter Doppler-sonographischer Kontrolle (Abb. 5)—könnten wichtige Schritte zur Vermeidung zerebraler Funktionsstörungen darstellen.

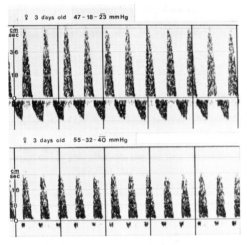

Abb. 5:
Dopamin - Applikation unter Doppler - sonographischer Kontrolle
F.R., wbl.; 35. SSW; 1105 g; schwere intrauterine Dystrophie; Lues connata
Die Duplex - Sonographie der linken A. cerebri media zeigt bei einer Dopamin - Dauerinfusion von 2,5 µg/kg/min eine ausgeprägte diastolische Flußumkehr bei einem Blutdruck von 45/18 mmHg. Bereits 3 Minuten nach Erhöhung der Dopamin - Dosis auf 7,5 µg/kg/min ist die diastolische Flußumkehr rückläufig (Blutdruck: 55/32 mmHg).

Literatur

1. Brown, J.K., R.J. Purris, J.O. Forfar, F. Cockburn:
Neurological aspects of perinatal asphyxia. Dev. Med. Child Neurol. 16, 567 - 580 (1974)

2. Burstein, J., L.A. Papile, R. Burstein:
Intraventricular Hemorrhage and Hydrocephalus in Premature Newborns: A Prospective Study with CT. Am. J. Roentgen. 132, 631 - 635 (1979)

3. Helmke, K., P. Winkler, C. Kock:
Sonographic examination of the brain stem area in infants Pediatr. Radiol. 17, 1 - 6 (1987)

4. Jorch, G., J. Pfannschmidt, H. Rabe:
Die nicht invasive Untersuchung der intrazerebralen Zirkulation bei Früh- und Neugeborenen mit der gepulsten Dopplersonograhie. Monatsschr. Kinderheilkd 134, 804 -807 (1986)

5. Mac Donald, H.M., J.C. Mulligan, A.C. Allen, P.M. Taylor:
Neonatal asphyxia. I. Relationship of obstetric and neonatal complications to neonatal mortality in 38405 consecutive deliveries. J. Pediatr. 96, 898 - 902 (1980)

6. Volpe, J.J.:
Neurology of the Newborn. W.B. Saunders Philadelphia (1987)

7. Winick, M., P. Rosso:
Head circumference and cellular growth of the brain in normal and marasmic children. J. Pediatr. 74, 774 - 778 (1969)

Evaluation eines 0,64 mm Polyurethankatheters in der Neonatologie

C. RUDIN[1], H.P. SPICHTIN[2], L. THOMMEN[1], W. BAER[1],
P.W. NARS[1]

[1]Kinderklinik (Prof. G. Stalder) und [2]Institut für
Pathologie (Prof. Ph.U. Heitz), Universität Basel,
Basel, Schweiz

Seit Januar 1985 werden die auf der Säuglingsintensiv-
pflegestation verwendeten Venenkatheter im Rahmen einer
prospektiven Studie protokolliert.
Wir verwenden den von der Firma Luther Medical Products
Inc., Costa Mesa, USA, hergestellten Polyurethankatheter L-cath (Länge 30 cm, Durchmesser 0,64 mm), der über
eine Punktionsnadel (Venisystem, Butterfly-19) (Länge
22 mm, Aussendurchmesser 1,1 mm, Innendurchmesser 0,8
mm) oder über eine Venenfreilegung in eine periphere
Vene eingeführt wird. Eine möglichst zentrale Lage der
Katheterspitze wird dabei angestrebt.

Insgesamt wurden 140 derartige Venenkatheter bei 91 Kindern mit einem durchschnittlichen Gestationsalter von
35,2 Wochen (24-42 Wochen) und einem durchschnittlichen
Gewicht von 2301 gr (630-4300 gr) ausgewertet.

In 51 (36,43%) Fällen lag die Katheterspitze zentral
(Vena cava inferior resp. superior, rechter Vorhof),
in 25 (17,86%) halbzentral (Vena subclavia, Vena ili-
aca), und in 64 (45,71%) peripher (Extremitätenvene).
9 Katheterdefekte (Bruch am Ansatz) wurden registriert.

Schwerwiegende Katheterkomplikationen wurden nicht beobachtet. Die durchschnittliche Liegedauer der Venenkatheter war bei den zentralen Kathetern mit 7,78 (1-22)
Tagen etwas länger als bei den halbzentralen (6,4 (1-
23) Tage, wobei ein Katheter, der eine aussergewöhnlich
lange Liegedauer von 42 Tagen aufwies, für die Berechnung dieses Wertes nicht berücksichtigt wurde), und
doppelt so lang wie bei den peripheren (3,47 (0,5-16)
Tage). Lokale Komplikationen (Schwellung, Rötung, Ueber-
wärmung) waren der häufigste Grund (64,06%) für die Ent-
fernung eines Katheters, dessen Spitze peripher lag -
entsprechend oft waren auch einer oder mehrere weitere
venöse Zugänge bis zum Abschluss der intravenösen Therapie notwendig (57,8%). Lokale Komplikationen traten
bei den peripheren Kathetern zweimal früher auf, und
waren signifikant häufiger als bei den zentralen Kathetern (15,69%). Erstaunlicherweise war die lokale Komplikationsrate bei den halbzentralen Kathetern aber
auch mehr als doppelt so hoch, wie bei den zentralen
Kathetern (40,0% vs 15,69%).
Besonders stark beeinflusst wird die lokale Komplikationsrate durch Gestationsalter und Gewicht. Bis zu
einem Gestationsalter von 34 Wochen und einem Gewicht von

2500 gr beträgt die lokale Komplikationsrate bei den peripheren Kathetern rund 70-80%, bei den halbzentralen 50-60%. Bei einem Gestationsalter über 34 Wochen, und einem Gewicht über 2500 gr ist sie noch 50% resp. rund 20-30%.
Bei schwerkranken Kindern (Intubation, nachgewiesene Sepsis, Hirnblutung Grad III und IV, Herzoperation) sowie bei Infusion hyperosmolarer Substanzen ist die lokale Komplikationsrate bei peripherer und halbzentraler Lage der Katheterspitze ebenfalls häufiger. Bei zentraler Katheterlage liess sich nur ein leichter Unterschied bei Verabreichung hyperosmolarer Lösungen feststellen.

Eine bakterielle Besiedelung der Katheterspitze war bei den zentralen und halbzentralen Kathetern häufiger als bei den peripheren, wahrscheinlich bedingt durch die längere Liegedauer der zentralen und halbzentralen Katheter. Ein Einfluss des Krankheitsgrades auf die Häufigkeit der bakteriellen Besiedelung war nicht festzustellen. Meistens wurde Staphylokokkus albus gefunden.

SCHLUSSFOLGERUNGEN:

    1. Bei kurzer Therapiedauer, einem Gestationsalter über 34 Wochen und einem Gewicht über 2500 gr, genügt eine periphere Lage der Katheterspitze durchaus.

    2. Bei Verabreichung hyperosmolarer Substanzen (parenterale Ernährung), und bei schwerkranken Kindern, sollte die Katheterspitze möglichst zentral liegen.

    3. Bei langer Therapiedauer, einem Gestationsalter unter 35 Wochen und einem Gewicht unter 2500 gr, sollte durch Schwemmtechnik versucht werden, eine zentrale Lage der Katheterspitze zu erreichen.

Die Spitzen von sechs, länger als eine Woche zentral gelegenen Polyurethankathetern wurden lichtmikroskopisch untersucht. In zwei Fällen fand sich ein endothelartiger Zellbelag auf der äusseren Zirkumferenz, zweimal fanden sich Fibrinbeläge, und zweimal waren lichtmikroskopisch keine Veränderungen feststellbar.

Der erwähnte Polyurethankatheter ist als Venenkatheter auf einer Neugeborenenintensivpflegestation gut geeignet.

Sachverzeichnis